めざせ合格

管理栄養士国家試験

応用力試験対策
パーフェクトガイド

山下 美保 ● 小見山 百絵 ● 今本 美幸 ● 安田 敬子 ● 佐々木 妙子 ● 著

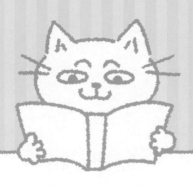

化学同人

はじめに

　このガイドは，応用力試験で高得点を取るためにパーフェクトな学習方法を考えたものです！　最初は「応用力試験と応用栄養学って文字が似てるなあ〜」としか思わなかった人も，このパーフェクトガイドで勉強したあとでは「応用力試験なら得意！イケる！」と自信をもってもらえると思います．

　応用力試験で正答を選ぶためには，症例から出題される長文の問題形式に慣れることが重要です．このガイドには，過去の国家試験で出題された問題と，本書オリジナルの予想問題を載せています．解説では，応用力試験に頻出の検査値など，各出題分野におけるポイントをピックアップしました．

　また，病院や行政での栄養相談など，問題としてよく取りあげられる状況において大事な考え方を臨床経験の豊富な各分野専門の先生方が解説しています．そのため「自分が管理栄養士ならどういったことに気をつけて，栄養指導の対象者に回答したら良いのかな？」という大切な問いに明確な答えを示してくれています．ぜひ，試験勉強とともに，臨床現場の雰囲気もこのガイドで疑似体験してみてください．

　ガイドの詳しい使い方は，本書の使い方（p.3）で紹介しています．本書の使い方を参考に，まずは過去問題を解き，それぞれの問題における着眼点をおさえることで解答のコツをつかみましょう．もし間違えてしまった場合も，ポイントを絞って復習できるよう，分野ごとにわかりやすいアイコンで必要な分野を示しています．アイコンを確認して復習すべきポイントを学習しましょう．それから，いよいよ出題傾向の高い各分野から作成した予想問題にチャレンジしていきます！　模擬試験と思って真剣に取り組んでみてください．過去問題→ポイント復習→予想問題の繰り返しにより，応用力試験に正答する実力が身につきます．

　この『応用力試験対策パーフェクトガイド』を十分活用できれば，きっと本番の国家試験でも正答を導き出せるでしょう．皆さんが管理栄養士国家試験に合格するために，応用力試験を完全にマスターできるよう，応援しています．

2021 年　夏

執筆者を代表して

山下　美保

CONTENTS
目次

はじめに……………………………………………………………………………… i

| 序章 | 応用力試験を解くために | 1 |

応用力試験とは？………………………………………………………………… 2

管理栄養士国家試験の出題科目と出題数 …………………………………… 2

応用力試験問題の出題傾向 ……………………………………………………… 3

管理栄養士国家試験までのスケジュール …………………………………… 3

本書の使い方 ……………………………………………………………………… 5

| 1章 | 臨床栄養学を中心とした問題 | 7 |

【過去問を徹底分析！】

Q1-1 慢性閉塞性肺疾患の病態と栄養〜アセスメントから栄養計画まで〜………… 8

Q1-2 糖尿病の病態と栄養〜高齢糖尿病患者への支援〜……………………… 18

Q1-3 貧血の病態と栄養〜貧血の種類と特徴を整理して覚えよう〜…………… 29

Q1-4 胃がんの手術後に起こりやすい疾患名と症状 ……………………………… 38

Q1-5 CKD の栄養食事療法と腎臓病食品交換表の単位 ………………………… 47

Q1-6 クローン病の栄養食事療法と具体的な栄養指導 …………………………… 55

【予想問題で腕だめし！】

Q1-7 骨粗鬆症の病態理解と栄養指導 ……………………………………………… 62

Q1-8 妊娠期の疾患（妊娠糖尿病）と栄養指導 …………………………………… 63

Q1-9 肝硬変で出現する症状と栄養食事療法 ……………………………………… 64

Q1-10 透析療法をうける患者への栄養・食事指導 ………………………………… 65

| 2章 | 公衆栄養学を中心とした問題 | 77 |

【過去問を徹底分析！】

Q2-1 エビデンス（科学的根拠）にもとづいた情報

〜コホート研究，相対危険，信頼区間〜………………………………… 78

Q2-2 栄養指導員，特定給食施設，栄養管理実施報告書を取り扱う問題………… 85

Q2-3 食事調査とその結果の検証 …………………………………………………… 90

Q2-4 栄養教育マネジメント，実施目標について理解しよう……………………… 96
Q2-5 授乳・離乳の支援ガイド，食物アレルギーに関する問題と対応……………… 102
Q2-6 小児肥満ガイドから学童肥満の対策を検討する問題…………………………… 107

【予想問題で腕だめし！】
Q2-7 事業所給食での栄養教育………………………………………………………… 113
Q2-8 栄養教諭と連携した栄養教育の実施…………………………………………… 115
Q2-9 健康増進計画における栄養教育の実施と適切な評価………………………… 116
Q2-10 ヘルスプロモーションによる栄養教育活動…………………………………… 117
Q2-11 学校保健統計調査に関する問題………………………………………………… 118
Q2-12 特定健康診査・特定保健指導に関する問題…………………………………… 120
Q2-13 災害時に備えた栄養教育活動…………………………………………………… 121
Q2-14 国民健康・栄養調査に関する問題……………………………………………… 123

3章 栄養教育論を中心とした問題 …………………… 147

【過去問を徹底分析！】
Q3-1 高尿酸血症により痛風発作をきたした41歳男性への栄養指導……………… 148
Q3-2 大学生の食生活調査をふまえた栄養教育……………………………………… 153

【予想問題で腕だめし！】
Q3-3 食物アレルギーをもつ子どもがいる母親への栄養指導……………………… 158
Q3-4 乳児の栄養アセスメントと離乳の支援に関する栄養指導…………………… 159

4章 給食経営管理論を中心とした問題 ……………… 165

【過去問を徹底分析！】
Q4-1 給食施設の経営管理……………………………………………………………… 166
Q4-2 作業工程表と動線図の作成ポイント…………………………………………… 172

【予想問題で腕だめし！】
Q4-3 給食施設の運営に関する総合的な問題………………………………………… 179
Q4-4 特定給食施設における献立作成………………………………………………… 181

索引………………………………………………………………………………………… 190

序章

応用力試験を
解くために

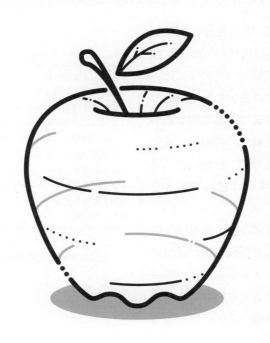

応用力試験を解くために

応用力試験とは？

応用力試験とは，その名のとおり知識・思考・判断力を駆使して栄養管理を実践するための**応用力**を試す，管理栄養士の職務・業務を想定した問題です．

応用力試験は，第30回管理栄養士国家試験（2016年3月実施）より，それまでの10問から20問に倍増しました．そして第34回（2020年3月実施）では，20問から30問へと増えています．このことから，応用力試験は管理栄養士国家試験において，いっそう重きを置かれる分野になっていることは間違いありません．

応用力試験は，まず，問題文をよく読み，今までの学びのなかから解答を導き出す必要があります．はじめて応用力試験の問題に出会ったとき，難しい，苦手だと感じることもあるかもしれません．しかし，応用力試験は，今まで学んできた知識を活かすチャンスと考えて挑戦してみましょう．

管理栄養士国家試験の出題科目と出題数

国家試験に出題される10の出題科目を右の図に示しました．応用力試験が**30問**に増えたからといって，国家試験合格のためには，応用力試験だけ勉強すれば良いわけではありませんね．むしろ，**1〜9までの基本的な理解**があってこその応用力試験への挑戦が，最も着実な合格への道といえます．自分にとって苦手な科目と，得意な科目はどれでしょうか？

合格は全体の得点率（例年およそ60.0%以上）で判定されます．国家試験本番が近づいたら，全体の得点がアップするように，科目ごとの得点率の偏りが大きくならないよう，バランスを意識して取り組んでいきましょう．

出題科目	出題数 旧	出題数 現在
1 社会・環境と健康	17問	16問
2 人体の構造と機能および疾病の成り立ち	27問	26問
3 食べ物と健康	25問	25問
4 基礎栄養学	14問	14問
5 応用栄養学	16問	16問
6 栄養教育論	15問	13問
7 臨床栄養学	28問	26問
8 公衆栄養学	18問	16問
9 給食経営管理論	20問	18問
10 応用力試験	20問	30問
計	200問	**200問**

2020年からの管理栄養士国家試験の出題科目

応用力試験の出題傾向

さて，気になる応用力試験によく取りあげられる出題科目ですが，応用力試験は基本的に科目をまたがって出題されます．それでも，頻出の科目はあるため，その科目を確実に習得しておくことは，応用力試験で高得点をとることにつながります．

以下の表を見てみると，おもに**臨床栄養学**や**公衆栄養学**，**給食経営管理論**の内容について問われる応用力試験が多いことがうかがわれます．また，近年は**栄養教育論**を中心とした問題も増加傾向にあることがわかります．

そこで本書は，過去に出題された応用力試験のなかから，これら4つの科目を中心とした問題を解説することで，応用力試験が得意になれる構成となっています．ただし，臨床栄養学の習得には，**人体の構造と機能および疾病の成り立ち**の理解が不可欠ですし，公衆栄養学の習得には，**社会・環境と健康**の理解が必要です．9つすべての分野の学習をおろそかにしないことが，応用力試験を解くうえで大きな力になります．

応用力試験における出題科目の傾向

	社会・環境と健康	人体の構造と機能および疾病の成り立ち	食べ物と健康	基礎栄養学	応用栄養学	栄養教育論	臨床栄養学	公衆栄養学	給食経営管理論
第29回	0	3	1	0	0	2	3	2	0
第30回	0	1	1	0	3	0	8	5	3
第31回	0	1	0	0	2	2	7	6	6
第32回	1	3	2	1	0	5	7	8	3
第33回	0	1	0	0	4	5	8	6	2
第34回	0	0	0	0	0	9	15	8	3

（上段見出し：出題科目別問題数）

管理栄養士国家試験までのスケジュール

国家試験受験年度の1年間のスケジュールを図に示しました．できれば国家試験を受験する年度になるまでに，1～9までの出題科目について基本的な知識を修得しておく必要があります．受験前の1年間は，問題に繰り返し挑む時間を十分に取りたいところです．

人それぞれに，理解に時間がかかる科目もあるかと思います．苦手な科目の学習を，教科書片手に時間をかけるのは，できれば受験年度の夏，遅くても秋までにして，国試が近づいてきたら暗記を確実にするための時間を確保したいところです．思考・計算が必要な問題は早めにマスターし，暗記メインの問題は確実に正解していくことが合格への近道といえるでしょう．

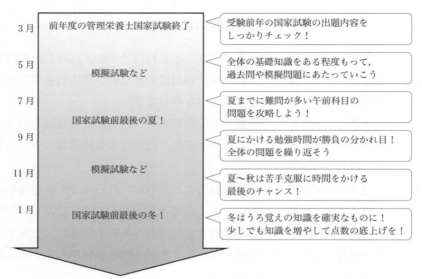

3月	前年度の管理栄養士国家試験終了	受験前年の国家試験の出題内容を しっかりチェック!
5月	模擬試験など	全体の基礎知識をある程度もって, 過去問や模擬問題にあたっていこう
7月	国家試験前最後の夏!	夏までに難問が多い午前科目の 問題を攻略しよう!
9月		夏にかける勉強時間が勝負の分かれ目! 全体の問題を繰り返そう
11月	模擬試験など	夏〜秋は苦手克服に時間をかける 最後のチャンス!
1月	国家試験前最後の冬!	冬はうろ覚えの知識を確実なものに! 少しでも知識を増やして点数の底上げを!

2月下旬〜3月上旬 管理栄養士国家試験
(午前2時間30分97問　午前2時間35分103問　合計200問)

国試までの1年のスケジュール

　応用力試験の勉強は,すべての出題分野をひととおり勉強し終えたころからはじめることで,どの分野から問題が出題されているのか,複数の分野が横断的に出題されているかどうかなどがわかるようになります.そうすると対策が立てやすくなり,応用力試験の得点が伸び悩むことを避けられます.

　また,模擬試験を受けて,自分の苦手な分野を理解してから取り掛かるのも効果的と考えられます.自分のペースで進められるように,上のスケジュールをみて大きな流れは頭にいれておきましょう.

本書の使い方

　本書は，管理栄養士国家試験において過去に出題された応用力試験の問題と，本書オリジナルの予想問題から構成されています．まずは，過去問題を解いてから予想問題にチャレンジしてみましょう．ただし，すぐに力試ししてみたい人は予想問題から解いてもOK！　じっくり解説を読んで理解を深めたいときには過去問題から解きましょう．

　過去問題を徹底分析：過去問題で出題された問題と，選択肢の項目ひとつひとつを丁寧に解説しています．もし，解答を間違えてしまっても，復習すべきポイントを取り逃さない工夫が各所にあります．

　予想問題で腕だめし！：各分野のうちとくに出題される可能性が高い内容をとりあげて，オリジナルの問題を用意しました．これまでの勉強で得た知識と応用問題を解くコツを十分習得したかどうか，予想問題にチャレンジすることで確認しましょう．

過去問題と予想問題のページ構成は次のようになっています.

まずは過去問題を解いてみましょう！

この過去問題を解くうえで，注目したいポイントです.

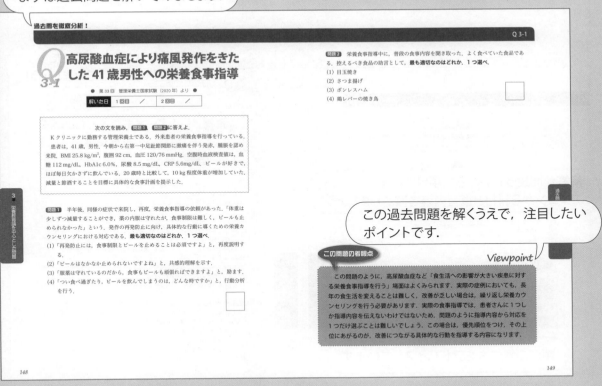

過去問を徹底

過去問題の解説です.

解答と解説

A 3-1

Approach

 正解に到達するために

▶ 個人を対象とした栄養食事指導により,期待される効果をおさえましょう.
▶ 普段の食事内容について,聞き取った結果を適切に活用して助言しましょう.

問題 1

(1)「再発防止には,食事制限とビールを止めることは必須ですよ」と,再度説明する.
　栄養カウンセリングによって具体的な行動に導くためには,対象者自らが健康的な生活習慣を理解し,行動目標を設定する必要があります.半年後の来院における患者の発言からは,生活習慣への理解はできているものの,行動に移せていない様子が認められます.理解していることを再度説明する必要はありません.

○か×か?
対象者がすでに理解していることを再度説明することは,最も適切な対応とはいえない. ⇒ ×

(2)「ビールはなかなか止められないですよね」と,共感的理解を示す.
　共感は患者の経験に評価や判断を加えず,そのまま受け取る姿勢で... ...ばれます.しかし,ビールは尿酸の排泄を悪くします.この患者の高... ...と考えられることから,それを無条件に肯定することは,発作の再発... ...測されます.

○か×か?
症状を悪くする原因となる習慣に共感的理解を示すことは,適切とはいえない. ⇒ ×

(3)「服薬は守れているのだから,食事もビールも頑張ればできますよ」と,励ます.
　励ますことはカウンセリングにおけるコミュニケーション技法の1つです.しかし問題では,

この問題を解くために必要な知識を確認しましょう.

具体的な再発防止のための行動に導く事を目的として話を聞いています.この半年間,患者が「食事制限は難しかったこと」を確認しています.そのため,励ますより,「食事制限が難しい原因」を明らかにするための実態把握に努めましょう.

○か×か?
半年間,実施が難しかったことについて励ますのは,適切とはいえない. ⇒ ×

(4)「つい食べ過ぎたり,ビールを飲んでしまうのは,どんな時ですか」と,行動分析を行う.
　患者は健康的な生活習慣については,半年前から理解している様子です.しかし,問題とすべき行動が続いているため「どのようなことをきっかけに」「どのくらいの頻度で起きて」いるのかなど,行動の背景に関する分析が必要です.その分析結果によって,再発防止のための具体的な行動目標が設定できる可能性が高くなります.

○か×か?
問題行動について分析することで,再発防止のた... ⇒ ○

問題の解答です.

したがって,この問題の解答は(4)となります.

... 鶏レバーの焼き鳥
　... ...摂取,プリン体・ショ糖および果糖の摂
取... イカ... 血... ...で控えるべき食品を判断するには,その食品に含まれるプリン体の量が重要になります.選択肢のなかから,プリン体の最も多い食品を選びましょう.
　まず,目玉焼きの原料である鶏卵に含まれるプリン体は,100 g あたり 0 mg(なお,コレステロールは目玉焼き 100 mg あたり約 470 mg),さつま揚げは 21.3 mg,ボンレスハムは 74.2 mg といわれています.厳格な食事制限は長続きしないため,たんぱく質食品の過剰摂取を避け,肉汁や内臓を制限する程度でよいでしょう.鶏レバー 100 g あたりのプリン体含有量

○か×か?
近隣のコンビニや飲食店への依頼は,最初に行う取り組みとして1つ選ぶには適切ではない. ⇒ ×

解答が間違っていたら,項目にあるアイコンから科目と復習内容を確認しましょう.

...の間違っていたフェックリストと科目を関連付けた項目を示します!

 栄養教育論
□ アンケート結果から対象者の実態を把握する.
□ 目標を達成するために最も効果的な方法を選択する.

類題を解くために
Perspective

栄養指導のためにアンケートやインタビューを行い,その結果を評価して解答する形式は,応用問題では頻出します.アンケート結果から対象者の実態を把握し,課題を探っていきましょう.そして課題の解決方法として,最も効果的な選択肢を選べるようになりましょう!

類題の解き方をアドバイスしています.

過去問を徹底分析

3 栄養教育論を中心とした問題

過去問をひととおり解いたら,予想問題で力試ししてみましょう!

予想問題で腕だめし!

Q 3-3

Q 3-3 食物アレルギーをもつ子どもがいる母親への栄養指導

解いた日 | 1回目 　/　 | 2回目 　/　

次の文を読み,問題1,問題2に答えよ.
　F市保健福祉局の管理栄養士である.
　相談者は,F市在住の22歳,女性,第2子妊娠中である.

問題1 市の栄養相談の際に,「第1子が牛乳アレルギーなので,次の子供も心配です.今後,私や産まれてくる子どもの食事で気をつけられることは何かありますか」と相談を受けて助言した内容である.最も適切なのはどれか.1つ選べ.
(1) あなた自身の牛乳の摂取は,いつも通りで良いでしょう.
(2) 出生後に母乳を与える際には,砂糖水を飲ませてからにしましょう.
(3) 離乳食を開始する時期を早めましょう.
(4) 人工乳を与える際には,ペプチド乳にしましょう.

問題2 4か月児健康診査の際に「母乳も人工乳も良く飲んでくれています.でも最近,湿疹がひどくなって心配です」と相談を受けた.最初にすべきこととして助言した内容である.最も適切なのはどれか.1つ選べ.
(1) 人工乳を一時中止して下さい.
(2) 人工乳を大豆乳にして下さい.
(3) 牛乳特異的 IgE 抗体の検査を受けて下さい.
(4) 湿疹の治療を含めて,医師に相談して下さい.

1章

臨床栄養学を
中心とした問題

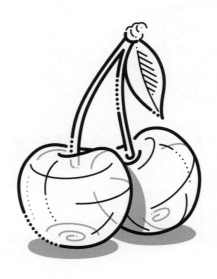

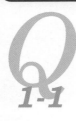

慢性閉塞性肺疾患の病態と栄養
～アセスメントから栄養計画まで～

● 第 34 回　管理栄養士国家試験（2020 年）より ●

解いた日	1 回目 ／	2 回目 ／

次の文を読み 問題1，問題2，問題3 に答えよ．

　K 総合病院に勤務する管理栄養士である．外来患者の栄養食事指導を行っている．患者は，70 歳，男性．歩行時の呼吸困難感を主訴に来院した．精査の結果，中等度に進行した COPD（慢性閉塞性肺疾患）と診断された．食欲が低下し，この半年間で 5 kg やせた．20 歳から現在まで，40 本/日の喫煙歴がある．

　身長 160 cm，標準体重 56.3 kg，体重 44 kg．空腹時血液検査値は，アルブミン 3.7 g/dL，尿素窒素 16 mg/dL，クレアチニン 0.5 mg/dL．基礎代謝量 1,050 kcal/日，間接熱量計を用いて測定した安静時エネルギー消費量 1,400 kcal/日．

問題1　患者の栄養アセスメントとして，**最も適当なのはどれか．1 つ選べ．**
(1) 上腕三頭筋皮下脂肪厚が高値である．
(2) 除脂肪体重が増加している．
(3) クワシオルコル型栄養障害である．
(4) マラスムス型栄養障害である．
(5) エネルギー代謝は亢進していない．

問題2　1 日あたりのエネルギー指示量である．**最も適切なのはどれか．1 つ選べ．**
(1) 1,000 kcal/日
(2) 1,400 kcal/日
(3) 2,100 kcal/日
(4) 3,000 kcal/日

問題3 食事摂取不良が続き，1か月後にやせが進行していたため，経腸栄養剤を補充することにした．**最も適切なのはどれか．1つ選べ．**

(1) 標準タイプの半消化態栄養剤

(2) 低脂質の半消化態栄養剤

(3) 高脂質の半消化態栄養剤

(4) 低たんぱく質の半消化態栄養剤

この問題の着眼点

Viewpoint

COPD※1（慢性閉塞性肺疾患）は，身体計測，臨床検査の結果に特徴がみられます．栄養療法においても摂取量や栄養素のバランス，摂取方法と幅広い内容が問われ，毎年出題されています．

※1 COPD, chronic obstructive pulmonary disease

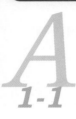

解答と解説

A 1-1

Approach

正解に到達するために

▶ COPD（慢性閉塞性肺疾患）の病態を理解しましょう．
▶ 栄養アセスメントの方法や経腸栄養剤について復習しましょう．

問題 1

（1）上腕三頭筋皮下脂肪厚が高値である．

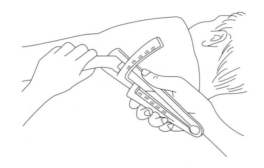

図 1.1　上腕三頭筋皮下脂肪厚の測定法
杉山みち子，『栄養アセスメントの実施』，医科学出版社（2002）より．

　上腕三頭筋皮下脂肪厚（TSF[※1]）とは，体脂肪の評価に用いられるアセスメント指標の1つです．利き手と逆の上腕の中点を専用のキャリパーを用いて測定し，「日本人の身体計測基準値 JARD2001」の年齢・性別の中央値と比較します．90%以上が正常，80%以上90%未満で軽度，60%以上80%未満で中等度，60%未満で高度の栄養障害があると判定します．

　COPD では，呼吸困難によって二酸化炭素の排出が障害され，肺の過膨張により胃が圧迫され食欲不振をきたします．

※1　TSF, triceps skinfold

○か×か？

　この問題の症例では，上腕三頭筋皮下脂肪厚の計測値の記載がなく，これを評価することはできない．ただし問題文から，COPD による体重減少が著しいとわかる．それにより，体脂肪が増加していることは考えにくい． ⟹ ✘

(2) 除脂肪体重が増加している.

　全体重のうち，体脂肪量を除いた体重が**除脂肪体重**です．筋肉や骨，内臓などの総重量を示します．極端なエネルギー制限をすると除脂肪組織を減らしてしまうので，肥満で減量が必要な場合には，除脂肪体重は減らさずに体脂肪量を落とすことが重要です.

○か×か？

　患者は食欲低下があり，半年間の体重減少率は 10.2%[※2] と高度である．さらに，現在の体格指数（BMI[※3※4]）は 17.2 kg/m^2 [※5] であることから「やせ」と評価される．また，不足しているエネルギーは糖新生[※6] により得られているため，筋肉は減少していることが考えられる.　⇒　✗

(3) クワシオルコル型栄養障害である.

　たんぱく質・エネルギー栄養失調症（PEM[※7]）は，マラスムス型（marasmus）とクワシオルコル型（kwashiorkor），その混合型にわけられます（表 1.1）．**クワシオルコル型栄養障害は，**エネルギー不足は比較的少ないものの，たんぱく質の摂取が不足しており，体たんぱく質の異化亢進，合成障害などにより**低アルブミン血症**をきたし，浮腫が現れます.

表 1.1　マラスムスとクワシオルコルの特徴

	マラスムス	クワシオルコル
摂取エネルギー	大きく不足	不足気味
摂取たんぱく質量	不足気味	大きく不足
体重減少	著明	比較的軽度
血清アルブミン	ほぼ正常	低下
浮腫	なし	あり
脂肪肝	なし	あり

○か×か？

　患者は，この半年間で 5 kg やせたとあり，体重には顕著な減少がみられるが，血清アルブミン値は比較的保たれており（基準値 4.1〜4.9 g/dL），低アルブミン血症とはいいきれない．また，浮腫に関する記載もないことから，クワシオルコル型栄養障害とはいえない.
　⇒　✗

※2　5 kg ÷ (44 + 5) kg × 100　※3　BMI ＝ 体重 kg ÷ (身長 m)^2　※4　BMI, body mass index
※5　44 ÷ 1.6^2
※6　**糖新生**　生体が，アミノ酸やグリセロールなど糖質以外の物質からエネルギー（グルコース）を作り出すこと.
※7　PEM, protein energy malnutrition

（4）マラスムス型栄養障害である.

　マラスムス型栄養障害は，エネルギーとたんぱく質の不足による栄養失調症で，著明な体重減少がみられます. 血清アルブミン値は正常であることが多いです.

○か×か？

　患者は，食欲不振により全般的な栄養不足に陥っていることが考えられる. 顕著な体重減少があり，血清アルブミン値は低値を認めないことから，マラスムス型栄養障害であると考えられる. ⟹ ○

（5）エネルギー代謝は亢進していない.

　COPD では，換気がうまくできないことを補うために，呼吸筋の消費エネルギーが増します. そのため，エネルギー消費量が亢進している状態にあります.

○か×か？

　通常，安静時消費エネルギーは基礎代謝量の約 1.2 倍とされている. 本症例の基礎代謝量から求められる計算上の安静時消費エネルギーは 1,260 kcal[8] であり，これに比べて 1,400 kcal は高値のため，エネルギー代謝は亢進しているといえる. ⟹ ✗

※8　1,050 kcal×1.2

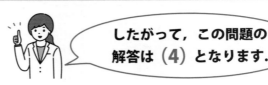

したがって，この問題の解答は（4）となります.

問題2

（1）**1,000 kcal/日**，（2）**1,400 kcal/日**，（3）**2,100 kcal/日**，（4）**3,000 kcal/日**

傷病者のエネルギー必要量は，次の式で求められます.

　　エネルギー必要量 ＝ 基礎代謝量[1] × 活動係数[2] × ストレス係数[3]

　基礎代謝量とは，生命を維持するために必要不可欠なエネルギー量です. それを把握するには，間接熱量計により直接測定する方法と，推定式を用いる方法があります. よく用いられる推定式には，次のようなものがあります（いずれも単位は kcal）. また「必要エネルギー ＝ 安静時消費エネルギー × 1.5～1.7」として求める場合もあります.

表 1.2　活動係数とストレス係数

活動係数	寝たきり ベッド上安静 歩行 労働	1.0〜1.2 1.2 1.3 1.4〜1.8		
ストレス係数	ストレス別	0.6〜1.0 1 1.2 1.4 1.6 1.8	飢餓 侵襲なし 軽度ストレス 中等度ストレス 高度ストレス 超高度ストレス	腹腔鏡下胆のう摘出術, 開腹胆のう・総胆管手術, 乳腺手術, 肝移植 胃手術, 大腸手術 胃全摘, 直腸手術 食道がん・肝臓摘出, 膵頭十二指腸切除
	感染症	1 1.2 1.5	軽度 中等度 高度	敗血症
	発熱	1.2 1.4 1.6 1.8	37℃以上 38℃以上 39℃以上 40℃以上	
	外傷	0.9 1.1 1.2 1.5	骨髄損傷 骨折 頭部損傷 多発外傷	
	熱傷	1 1.2	体表面10%ごとに0.2ずつ増加 （最大2.0） 1臓器ごとに0.2ずつ増加 （4臓器以上は2.0）	
	担がん状態	1.2		

松木道裕ら,『新臨床栄養学』, 学文社, p.39,（2020）より作成.

（a）ハリス–ベネディクトの式（Harris–Benedict）

男性　　BEE ＝ 66.47 ＋ 13.75 ×（W[※4]）＋ 5.0 ×（H[※5]）− 6.76 ×（A[※6]）

女性　　BEE ＝ 655.1 ＋ 9.56 ×（W）＋ 1.85 ×（H）− 4.68 ×（A）

（b）日本人のための簡易式

男性　　BEE ＝ 14.1 ×（W）＋ 620

女性　　BEE ＝ 10.8 ×（W）＋ 620

※1 BEE, basal energy expenditure　　※2 AF, active factor　　※3 SF, stress factor
※4 W, 体重（kg）　　※5 H, 身長（cm）　　※6 A, 年齢（年）

〇か×か？

この患者の基礎代謝量は 1,050 kcal/日である．活動係数は，自分で病院を受診していることから 1.3 とする．またストレス係数は，呼吸困難と食欲不振があり，体重減少も著しいことから 1.3～1.5 として考える（表 1.2）．これらの情報から，エネルギー必要量を求める．計算式は次のようになる．

エネルギー必要量 ＝ 1,050 kcal × 1.3 × 1.3～1.5 ≒ 1,775～2,048 kcal

また，安静時消費エネルギーを用いて考えると，次のようになる．

エネルギー必要量 ＝ 1,400 kcal × 1.5～1.7 ≒ 2,100～2,380 kcal

よって，この患者のエネルギー必要量は，おおよそ 1,800～2,300 kcal である．

(1)　1,000 kcal ⟹ ✗，　(2)　1,400 kcal ⟹ ✗，　(3)　2,100 kcal ⟹ 〇，

(4)　3,000 kcal ⟹ ✗

したがって，この問題の解答は **(3)** となります．

問題3

　経腸栄養剤は，経腸栄養補給法（EN[※1]）で用いられる栄養剤です．経腸栄養補給法とは，腸管を使って栄養素を取り込む方法で，広義には経口栄養補給法も含まれますが，一般的にはカテーテルを用いた経管栄養法を指します．経腸栄養補給法に用いる経腸栄養剤は，大きく天然濃厚流動食と人工濃厚流動食の 2 つに分けられます．後者はさらに，半消化態栄養剤，消化態栄養剤，成分栄養剤に分けられ，対象者の消化能力を考慮して選択されます（表 1.3）．

　この症例で用いられている半消化態栄養剤は，窒素源としてたんぱく質やポリペプチドを用いており，味がよく経口摂取にも適しています．一方，成分栄養剤の窒素源はすべて合成アミノ酸であり，脂肪の含有量がきわめて少ないのが特徴です．ほとんどの成分は，消化作用を必要としません．そのため，消化管の吸収能が残存していれば使用することが可能です．

　経腸栄養剤のなかには，各疾患で引き起こされる代謝障害や栄養素の不均衡に応じて調整さ

※1　EN，enteral nutrition

表 1.3　経腸栄養剤の種類と特徴

| 区分 | 天然濃厚流動食品 | 人工濃厚流動食 | | |
| | | 半消化態栄養剤（食品） | 消化態栄養剤（食品） | 成分栄養剤 |
	食品	医薬品・食品	医薬品・食品	医薬品
窒素源	たんぱく質	たんぱく質 ポリペプチド	アミノ酸 ジペプチド トリペプチド	アミノ酸
炭水化物	でん粉	デキストリンなど	デキストリン	デキストリン
脂肪含有量	多い	比較的多い	少ない	きわめて少ない
繊維成分	＋	添加製品も多い	無添加	無添加
剤型	液状	粉末および液状	粉末および液状	粉末
消化	必要	多少必要	ほとんど不要	ほとんど不要
残渣	多い	少ない	きわめて少ない	きわめて少ない
浸透圧	やや高い	比較的低い	高い	高い
溶解性	不良	比較的良好	良好	良好
粘稠性	高い	やや高い	やや高い	低い
味・香り	良好	比較的良好	不良	不良
適応	狭い	かなり広い	広い	広い
栄養チューブ直径	3〜4 mm 以上	2〜3 mm（8Fr）	2〜3 mm（8Fr）	1〜1.5 mm（5Fr）

島田慈彦編，『実践静脈栄養と経腸栄養 基礎編』，エルゼビアジャパン，p.128，（2003）より．

れた病態別経腸栄養剤があります．肝不全用，腎不全用，糖尿病用などの栄養剤があり，COPD に適用される呼吸不全用の経腸栄養剤もその１つです．この問題の症例では，腸に疾患はなく，意識状態もとくに問題ないことから，本来であれば経口栄養法が望ましいところです．しかし，食欲低下による体重減少は顕著で呼吸困難があることから，すぐに経口から必要栄養量を摂取することは難しく，経腸栄養法が適応となります．

（1）標準タイプの半消化態栄養剤

○か×か？
　半消化態栄養剤は，自然食品を原料に人工的に処理し，栄養成分を調整したものである．標準タイプのものは 1 kcal/ml で，栄養価が高くバランスが取れている．COPD の患者へ使用できないことはないが，今回の選択肢をみると最適とはいえない． ⇒ ✗

（2）低脂質の半消化態栄養剤

○か×か？
　COPD において脂質は推奨される栄養素であり，低脂質の半消化態栄養剤は最適とはいえない． ⇒ ✗

(3) 高脂質の半消化態栄養剤

〇か×か？

　COPD では，二酸化炭素の排出が困難なため，呼吸筋を活発に動かす．したがって，たんぱく質と，少量で多くのエネルギーをもたらす脂質（9 kcal/g）を多く含む栄養剤が適している．また，脂質は呼吸商※2 が低い（二酸化炭素の排出が少ない）ことからも推奨される．⇒ 〇

※2 **呼吸商（RQ, respiratory quotient）** 栄養素が燃焼するときに排出された二酸化炭素の量と，消費された酸素の量の単位時間あたりの体積比のこと．RQ の値が小さいほど，排出される二酸化炭素の量が少ないことを意味する．栄養素によって異なり，その概数は炭水化物が 1.0，たんぱく質が 0.8，脂質が 0.7 であり，脂質はほかと比べて二酸化炭素の排出が少ないことがわかる．

(4) 低たんぱく質の半消化態栄養剤

〇か×か？

　COPD では，たんぱく質を多く必要とする．そのため，低たんぱく質の半消化態栄養剤は最適ではない．⇒ ✕

したがって，この問題の解答は（3）となります．

● 苦手チェックリスト ●

解答が間違っていたら，チェックリストを参考に関連科目を復習しよう！

	臨床栄養学	□ 傷病者のアセスメント・栄養ケアの目標設定に必要な知識をまとめましょう． □ 経腸栄養補給法について整理しましょう．
	臨床医学	□ 呼吸器疾患の病態，症状，診断と治療をまとめましょう．

類題を解くために

Perspective

類題を解くためには問われている疾患について，①病態のポイント，②発生と進行，③診断，④治療方法を理解することが必要です．COPD において，これら 4 つの要素をしっかりと押さえておきましょう．

病態のポイント	COPD は，「タバコ煙を主とする有害物質を長期に吸入曝露することで生じた肺の炎症性疾患（日本呼吸器学会より）」と定義づけられています．慢性気管支炎や肺気腫と呼ばれてきた病気の総称です．喫煙習慣を背景として中高年に発症する生活習慣病といえます．
発生と進行	タバコの煙を吸入することで，肺の中の気管支に炎症がおきます．せきやたんが出たり，気管支が細くなることによって空気の流れが低下します．また，気管支が枝分かれした先にある肺胞が破壊されて肺気腫になると，酸素を取り込んだり，二酸化炭素を排出する機能が低下します．
診断	診断には，スパイロメトリー（呼吸機能検査）を行います．この検査では，空気を胸いっぱいに吸い込み，それを全て吐き出したときの空気の量（努力性肺活量）と，最初の 1 秒間に吐き出した空気の量（1 秒量）を測定します．その比率である 1 秒率[※3] が 70% 未満であり，閉塞性障害をきたすその他の疾患を除外できれば，COPD と診断されます．
治療	治療は禁煙を基本とし，薬物療法では気管支拡張薬（抗コリン薬・β2 刺激薬・テオフィリン薬）が用いられます．薬物療法以外では，呼吸リハビリテーション（口すぼめ呼吸や腹式呼吸などの呼吸訓練・運動療法・栄養療法など）が行われます．
栄養療法	栄養療法では次の点がポイントです． ・十分なエネルギーの摂取：安静時エネルギー消費量×1.5〜1.7 ・脂質のエネルギー比率を高める：40% 以上（呼吸商の低い栄養素の利用） ・BCAA 強化アミノ酸製剤の利用（呼吸筋での BCAA の消費を補足） ・食事への負担を軽減させる 　① ガスを発生させる食品を控える：イモ類，豆類，炭酸飲料など 　② 少量頻回食：5 回食/日など 　③ 必要に応じて経腸栄養剤等を利用する

※3 1 秒量÷努力性肺活量

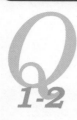

糖尿病の病態と栄養
〜高齢糖尿病患者への支援〜

● 第 32 回　管理栄養士国家試験，（2018 年）より ●

解いた日	1 回目 ／	2 回目 ／

次の文を読み 問題 4 ， 問題 5 ， 問題 6 に答えよ．

　K 内科クリニックに勤務する管理栄養士である．居宅療養管理指導を行っている．

　患者は，84 歳，女性．約 30 年前に糖尿病を発症し，現在は 1,200 kcal の食事療法と毎食，食前に即効型インスリンの薬物療法で治療を続けている．糖尿病網膜症により視力はほとんどないために，87 歳の夫が食事を作って食べさせ，一緒に入浴するなど，日常生活のほとんどを介護している．

　身長 147 cm，体重 52 kg，血圧 138/94 mmHg．空腹時血液検査値は，アルブミン 4.0 g/dL，血糖 118 mg/dL，HbA1 c7.1 %，トリグリセリド 95 mg/dL，総コレステロール 175 mg/dL，LDL–コレステロール 105 mg/dL，HDL–コレステロール 48 mg/dL，尿素窒素 16 mg/dL，クレアチニン 0.7 mg/dL．

問題 4　患者の栄養アセスメントの結果である．**正しいのはどれか．1 つ選べ．**

(1) 脂質異常症にあてはまる．
(2) 標準体重の範囲を超えている．
(3) 低栄養状態である．
(4) 糖尿病腎症が進展している．
(5) 血糖のコントロールは良好である．

問題 5　昨日の食事メモをもとにして，日常の食事内容をアセスメントした．ほぼ毎日これに近い食事を続けているという．管理栄養士が患者に最初にかける言葉である．**最も適切なのはどれか．1 つ選べ．**

(1) 食塩摂取量が多めですね．
(2) たんぱく質摂取量が少なめですね．

(3) 簡単な料理の繰り返しですね.

(4) 3食バランスよく摂取できていますね.

表 1.4　食事メモ

朝食	昼食	夕食
ごはん 100 g みそ汁 （白菜，人参，卵 1 個） トマト（1/2 個） バナナ（1/2 本） ヨーグルト 1 個	ごはん 100 g みそ汁 （白菜，人参） 納豆 1 パック 大根おろし（小鉢 1 杯）	ごはん 100 g 野菜炒め （ハム，ピーマン，玉葱） 煮しめ（大根，人参） ツナ缶（1/4 缶）

問題6　これまで夕食後 20 時ぐらいにお風呂に入っていた．最近，夫が 19 時からの野球中継を観るため，夕食前の 17 時にお風呂に入るようになり，風呂上りに低血糖になることがある，と患者から相談された．これに対するアドバイスである．**最も適切なのはどれか．1 つ選べ**．

(1) 低血糖を防ぐため，昼食の量を増やし，その分夕食の量を減らす.

(2) 低血糖を防ぐため，朝食の果物を入浴前の補食に回す.

(3) 低血糖を防ぐため，入浴の時間を短くする.

(4) 夫にテレビ観戦を我慢してもらい，これまでと同じ時間に入浴してもらう.

この問題の着眼点

Viewpoint

　糖尿病（DM[※1]）の分野からは毎年数問が出題され，臨床栄養学の分野では重要な疾患の 1 つです．20 歳以上において，糖尿病患者と糖尿病予備軍をあわせると 2000 万人を超えるといわれています．なかでも問題視されている高齢者の糖尿病の栄養管理を考えます.

※1　DM, diabetes mellitus

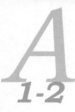

解答と解説

Approach

正解に到達するために

▶ 糖尿病の病態と食事療法を確実にマスターしましょう.

▶ 高齢者や老老介護における栄養管理についての理解を深めましょう.

問題4

（1）脂質異常症にあてはまる.

空腹時血液検査値		基準値
中性脂肪（TG）	95 mg/dL	50 ～ 149 mg/dL
総コレステロール	175 mg/dL	130 ～ 219 mg/dL
LDL-コレステロール	105 mg/dL	70 ～ 139 mg/dL
HDL-コレステロール	48 mg/dL	男性　40 ～ 75 mg/dL 女性　40 ～ 87 mg/dL

表 1.5　患者の空腹時血液検査結果（血清脂質）
佐藤和人ほか著，『エッセンシャル臨床栄養学第 8 版』，
医歯薬出版株式会社（2017）を参考.

脂質異常症とは，血液中に含まれる **LDL コレステロール**（LDL-C[※1]，低比重リポたんぱく），**中性脂肪**（TG[※2]）が増加した状態，あるいは **HDL コレステロール**（HDL-C[※3]，高比重リポたんぱく）が減少している状態をいいます. また，脂質異常症は，**メタボリックシンドローム**の診断基準の項目であり，心血管疾患発症のリスクの 1 つとして重要です. 脂質異常症の診断基準は以下のとおりです.

※1　LDL-C, low density lipoprotein　　※2　TG, triglyceride　　※3　HDL-C, high density lipoprptein

LDL コレステロール

・140 mg/dL 以上：高 LDL コレステロール血症

・120～139 mg/dL：境界域高 LDL コレステロール血症

HDL コレステロール

・40 mg/dL 未満：低 HDL コレステロール血症

中性脂肪（TG）

・150 mg/dL：高トリグリセライド血症

non–HDL コレステロール

・170 mg/dL 以上：高 non-HDL コレステロール血症

・150～169 mg/dL 以上：境界域高 non-HDL コレステロール血症

○か×か？

患者の血清脂質の検査結果は，表 1.5 の通りである．表より，各項目とも基準範囲内であるため，脂質異常症ではない． ⟹ ✗

(2) 標準体重の範囲を超えている．

標準体重は，以下の式により算出することができます．

標準体重 ＝ 身長(m) × 身長(m) × 22

また，目標とする BMI は，70 歳以上では 21.5～24.9 です（表 1.6）．

表 1.6　目標とする BMI の範囲[*1]

年齢（歳）	目標とする BMI (kg/m²)[*2]
18～49	18.5～24.9
50～64	20.0～24.9
65～74[*3]	21.5～24.9
75 以上[*3]	21.5～24.9

＊1　男女共通．あくまでも参考として使用すべきである．
＊2　観察疫学研究において報告された総死亡率が最も低かった BMI をもとに，疾患別の発症率と BMI の関連，死因と BMI との関連，喫煙や疾患の合併による BMI や死亡リスクへの影響，日本人の BMI の実態に配慮し，総合的に判断し目標とする範囲を設定．
＊3　高齢者では，フレイルの予防および生活習慣病の発症予防の両者に配慮する必要があることもふまえ，当面目標とする BMI の範囲を 21.5～24.9 kg/m² とした．
「日本人の食事摂取基準」策定検討会，「日本人の食事摂取基準 2020 年版」，厚生労働省（2020）より．

○か×か？

患者は，身長は 147 cm，体重 52 kg であるため，以下の計算となる．

標準体重 (kg) ＝ 1.47 × 1.47 × 22 ≒ 47.5

BMI (kg/m²) ＝ 52 ÷ 1.47 ÷ 1.47 ≒ 24.1

計算から患者の体重は，標準体重の計算値を越えているが，BMI は目標の範囲に入っているため，標準体重の範囲を超えているとはいえない． ⟹ ✗

(3) 低栄養状態である．

表 1.7　患者の空腹時血液検査結果（栄養指標）

空腹時血液検査値		基準値
アルブミン	4.0 g/dL	3.5 ～ 5.0 g/dL
総コレステロール	175 mg/dL	130 ～ 219 mg/dL

栄養状態を評価する項目は，静的栄養指標と動的栄養指標に分けられます．**静的栄養指標**は，比較的長期間で徐々に生じた普遍的な栄養障害を把握するもので，**身体計測値（身長，体重，**

体脂肪率，除脂肪率，上腕三頭筋皮下脂肪，上腕周囲長，上腕筋囲，内臓たんぱく）や，血液生化学検査値のうち**アルブミン**や**総たんぱく**がこれにあたります．

　一方，**動的栄養指標**は短期間での栄養状態の評価に用いるもので，窒素平衡によるたんぱく質代謝回転率や**RTP**[※4] などがあります．

> ※4　**急速代謝回転たんぱく質**（RTP, rapid turnover protein）　トランスサイレチン（プレアルブミン），トランスフェリン，レチノール結合たんぱくがある．これらはアルブミンと同様に肝臓で合成されるたんぱく質であるが，血中の半減期が短く代謝も早いので，栄養状態に鋭敏に反応する．ただし，これらは炎症においても減少するため，栄養評価の際にはこの低下が炎症によるものか否かの鑑別のために，炎症マーカーであるC–反応性たんぱく（CRP）の同時測定がすすめられている．

○か×か？

　患者情報のうち栄養指標にあたるのはアルブミン，総コレステロールであり，表1.7をみると，いずれも低栄養をうかがわせる数値ではない．　⇒　✗

（4）糖尿病腎症が進展している．

表 1.8　患者の空腹時血液検査結果（腎機能）

空腹時血液検査値		基準値
尿素窒素	16 mg/dL	7 〜 19 mg/dL
クレアチニン	0.7 mg/dL	男性　0.7 〜 1.1 mg/dL 女性　0.5 〜 0.9 mg/dL

　糖尿病腎症は，糖尿病の三大合併症のひとつです[※5]．糖尿病発症初期には，臨床的な変化はほとんど認められないか，**GFR**[※6]（糸球体濾過値）の増加を認める程度ですが，微量アルブミン尿から顕性たんぱく尿，そして腎機能低下による**腎不全**へと進行します（表1.9）．糖尿病腎症は新規透析導入原疾患の第1位であり，全体の約45%を占めます．

> ※5　糖尿病の三大合併症　糖尿病性腎症，神経障害，網膜症．　※6 GFR, glemerular filtration rate

表 1.9　糖尿病腎症の病期分類

病　期	尿アルブミン値（mg/gCr）あるいは 尿タンパク値（g/gCr）	GFR（eGFR） （mL/分/1.73 m²）
第1期（腎症前期）	正常アルブミン尿（30 未満）	30 以上
第2期（早期腎症期）	微量アルブミン尿（30〜299）	30 以上
第3期（顕性腎症期）	顕性アルブミン尿（300 以上）あるいは 持続性タンパク尿（0.5 以上）	30 以上
第4期（腎不全期）	問わない	30 未満
第5期（透析療法期）	透析療法中	

日本糖尿病学会，2018-2019 糖尿病治療ガイド，文光堂，p. 86，(2018)

○か×か？

糖尿病腎症の病期分類には，尿アルブミン値もしくは GFR（eGFR）を用いる．ただし，今回の症例では，これらが明らかになっていない．患者の血液検査の結果のうち，腎機能を示す数値は尿素窒素，クレアチニンである．これらは，問題文と表 1.8 からいずれも基準値内であり，腎機能の低下は認められない． ⇒ ✗

（5）血糖のコントロールは良好である．

血糖のコントロールを見る指標の 1 つに，HbA1c があります．HbA1c は，過去 1～2 か月の血糖のコントロール状態を表します．65 歳未満の人で，合併症予防のための目標値は 7.0％未満です（図 1.2）．

HbA1c	6.0 未満	7.0 未満	8.0 未満
目標	血糖正常化を目指す	合併症予防	治療強化が困難な場合

図 1.2　血糖コントロール目標

日本糖尿病学会，2018–2019 糖尿病治療ガイド，文光堂，p.29，（2018）を参考に作成．

高齢者（65 歳以上）では，加齢による機能低下が見られるほか，複数の病気を併発しているケースが多いことを考慮して HbA1c の目標値はより柔軟に設定されています（図 1.3）．とくに ADL[※7] や認知機能が重視されており，重症低血糖のリスクによって下限値が設定されている区分もあります．

※7　日常活動動作（ADL，activities of daily living）　ADL には，基本的日常生活動作（BADL，basic ADL）と手段的日常生活動作（IADL，instrumental ADL）がある．BADL とは，日常生活における基本的な「起居・移乗・移動・食事・更衣・排泄・入浴・整容」動作のことを指す．IADL は，BADL の次の段階，「掃除・料理・洗濯・買い物などの家事や交通機関の利用，電話対応などのコミュニケーション，服薬管理，金銭管理，趣味」などの複雑な日常生活動作のことを指す．

患者の特徴・健康状態		カテゴリーⅠ ①認知機能正常 かつ ②ADL 自立		カテゴリーⅡ ①軽度認知障害〜軽度認知症 または ②手段的 ADL 低下，基本的 ADL 自立	カテゴリーⅢ ①中等度以上の認知症 または ②基本的 ADL 低下 または ③多くの併存疾患や機能障害
重症低血糖が危惧される薬剤（インスリン製剤，SU 薬，グリニド薬など）の使用	なし	7.0％未満		7.0％未満	8.0％未満
	あり	65 歳以上 75 歳未満 7.5％未満 （下限6.5％）	75 歳以上 8.0％未満 （下限7.0％）	8.0％未満 （下限7.0％）	8.5％未満 （下限7.5％）

図 1.3　高齢者糖尿病の血糖コントロール目標

日本糖尿病学会，2018–2019 糖尿病治療ガイド，文光堂，p.103，（2018）

○か×か？

　患者の HbA1 c 値は，7.1％である．生活のほとんどを夫の介護に頼っており，インスリン治療を行っている．これは図 1.3 の「カテゴリーⅢ」，「重症低血糖が危惧される薬剤の使用あり」に該当することから，HbA1 c の目標値は 8.5％未満であり，血糖コントロールは良好である．⇒ ○

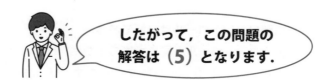

したがって，この問題の解答は (5) となります．

問題 5

(1)　食塩摂取量が多めですね.

　75 歳以上の後期高齢者の降圧目標は，収縮期血圧で 150 mmHg，拡張期血圧 90 mmHg となっています（糖尿病治療ガイド 2020-2021 による）．また，食塩の摂取目標量は 7.0 g 未満です（日本人の食事摂取基準 2020 年版による）．

○か×か？

　患者の血圧は 138/94 mmHg と拡張期血圧はやや高めだが，高血圧症，また降圧薬内服の記載はなく，食塩摂取量は 7 g 程度でよいと考えられる．食事メモから，患者は毎食みそ汁もしくは煮物を 1 品摂取しているほか，食塩を多く含むものはとっていない．食品や調味料の使用量が不明なため厳密な計算はできないが，目標量の 7.0 g を大きく上回っていることは考えにくい．⇒ ✗

(2) **たんぱく質摂取量が少なめですね.**

○か×か？

70 歳以上の女性のたんぱく質の推奨量は，50 g/日である．食事メモには食品の使用量の記載はないが，患者は毎食たんぱく質を含む食品を摂取している（朝：みそ汁の卵・ヨーグルト，昼：納豆，夕：ハム・ツナ缶）．必要量をやや下回っていることも考えられるが，たんぱく質が少なめであるとはいいきれない.　⟹　✗

(3) **簡単な料理の繰り返しですね.**

○か×か？

夫が作る料理は決して手の込んだものではなくても，毎食，主食と主菜，副菜が揃っている．三食で副食の内容を変えており，"簡単な料理の繰り返し"とはいえない．高齢の男性が妻の介護をしながら毎日食事の用意をする，その努力を否定するような言葉をかけるべきではない.　⟹　✗

(4) **3 食バランスよく摂取できていますね.**

○か×か？

患者の夫は，毎食，ごはんに副食を 3 品以上準備している．たんぱく質と野菜も摂取することができていて，食品の使用量がわからないため，その量は十分とはいえないかもしれないが，(4) の文言は，夫の取り組みを評価するのに，まず，最初にかける言葉としてふさわしいといえる.　⟹　○

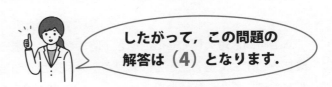

したがって，この問題の
解答は **(4)** となります.

問題 6

(1) **低血糖を防ぐため，昼食の量を増やし，その分夕食の量を減らす.**

　一般的に血糖値が 70 mg/dL 以下の場合を低血糖といいます（血糖値が 70 mg/dL 以上であ

ても低血糖の症状が出現することもあります）．症状は低下の度合いにより，まずは発汗や動悸，手指の震えや不安感といった自律神経の症状が出現します．血糖値が 50 mg/dL を下回ると中枢神経系の症状として頭痛，眠気やめまい，脱力感などの症状が現れます．さらに，30 mg/dL を切ると痙攣や昏睡を起こします．低血糖の原因は，食事量や炭水化物の摂取不足，内服後の食事の遅れ，過剰なインスリンや飲み薬の使用，空腹時の運動，飲酒，入浴などがあります．本症例では，それまで夕食後に入浴していたのを夕食前にしたことで，空腹になる時間帯の入浴によるエネルギーの消費があったことが低血糖につながったものと思われます．

○か×か？

昼食の量を増やすことは，昼食直後の高血糖を招くおそれがある．また，昼から夕食までに 6 時間程度あると考えられ，昼食の量を増やすことが低血糖の予防につながるかどうかはわからない．さらに，夕食の減量はその後の低血糖のリスクも高めてしまう．インスリン療法を行っている場合には，1 回の食事量を変更すると血糖コントロールを難しくするおそれがあるため推奨できない． ⇒ ✖

（2）低血糖を防ぐため，朝食の果物を入浴前の補食に回す．

○か×か？

夕食の前に入浴するのであれば，入浴前に補食をしておくことが望ましい．1 日の栄養量を変えることなく，しかも血糖上昇が期待できる果物を補食として用いることは最も適切といえる． ⇒ ◯

（3）低血糖を防ぐため，入浴の時間を短くする．

○か×か？

入浴時間を短くしても低血糖を予防できるとは限らない．また，高齢者にとって入浴は楽しみの 1 つであることが多く，さらに，夫が介助しながらの入浴では，急ぐあまり転倒なども起こるおそれがあることから，入浴時間を短くすることは適切とはいえない．
⇒ ✖

（4）夫にテレビ観戦を我慢してもらい，これまでと同じ時間に入浴してもらう．

〇か×か？

　もともと，テレビ観戦のために食事や入浴時間が変わったことが低血糖の原因となっており，この選択肢も誤りとはいえない．しかし，毎日妻の介護をしている夫にとって，テレビ観戦は唯一の楽しみといえる．それを安易に否定するようなことは夫のQOL[1]の低下につながるため，提案は控えるべきである． ⟹ ✗

※1　QOL, quality of life

したがって，この問題の解答は（2）となります．

● 苦手チェックリスト ●

解答が間違っていたら，チェックリストを参考に関連科目を復習しよう！

	臨床栄養学	□ 代謝疾患への栄養・食事療法をまとめましょう． □ 腎疾患への栄養・食事療法をまとめましょう．
	臨床医学	□ 代謝疾患の病態，症状，診断と治療方法をまとめましょう． □ 腎疾患の病態，症状，診断と治療方法をまとめましょう．

類題を解くために

Perspective

糖尿病は，インスリンの作用不足による慢性の高血糖状態を主徴とする代謝疾患群です．大きく1型糖尿病，2型糖尿病の2つのタイプに分けられます．おさえておくべきポイントを確かめましょう．

病態のポイント	1型糖尿病は，インスリンを分泌する膵臓のランゲルハンス島β細胞の破壊により，インスリンの絶対的な欠乏が生じて発症します．2型糖尿病は，インスリンの分泌低下やインスリン抵抗性をきたす複数の要因に，過食や運動不足，ストレスやその他の環境因子が加わって発症します．インスリンは血糖値を下げる唯一のホルモンです．その標的組織である肝臓や筋肉，脂肪細胞などでインスリンに対する作用が十分に発揮できない状態をインスリン抵抗性といいます．
診断	早朝空腹時血糖値，75g経口ブドウ糖負荷試験，随時血糖値，HbA1Cの値を用いて診断します．糖尿病の典型的症状や確実な糖尿病網膜症の存在も重要です．1型糖尿病では，多くの症例で抗GAD抗体など膵島抗原に対する自己抗体が証明され，これが鑑別の1つの指標となります．また，内因性のインスリン分泌能の指標にC-ペプチドがあります．
治療	糖尿病の治療は食事療法と運動療法を両輪とし，必要に応じて薬物療法がおこなわれます．経口血糖降下薬には，その機序により多くの種類があり，整理して覚えておく必要があります．インスリン分泌促進薬は食事との関連の深い薬剤です．なかでもスルホニル尿素薬は低血糖をきたしやすいため，適切な食事摂取が欠かせません．DPP-4阻害薬は血糖依存的に作用するため，単独では低血糖を起こしにくい薬剤です．またα-グルコシダーゼ阻害薬は食事の直前に内服すること，SGLT-2阻害薬は十分な水分を摂取することなどを押さえておきましょう．
食事療法	食事療法は糖尿病治療の要です．対象者にあった適正な量や栄養素のバランスを整え，急激な血糖上昇をもたらさない食べ方への工夫（欠食や間食をしない，ドカ食いや夜遅い食事をしない，適度な間隔をあけ，ゆっくりとよく噛んで食べるなど）が重要です．

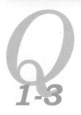

貧血の病態と栄養
～貧血の種類と特徴を整理して覚えよう～

● 第 35 回　管理栄養士国家試験（2021 年）より ●

解いた日	1 回目	／	2 回目	／

次の文を読み 問題7 ， 問題8 ， 問題9 に答えよ．

　K 大学クリニックに勤務している管理栄養士である．

　患者は，21 歳，女性．大学入学と同時に一人暮らしを始めた．中学時代からダイエットを始め，大学入学後，おかずには野菜だけを食べる生活を続けている．最近，運動時に息切れするようになり，クリニックを受診した．また他院にて，舌炎を指摘されている．

　BMI18.5 kg/m^2．血液検査値は，アルブミン 4.2 g/dL，AST 18 U/L，ALT 20 U/L，総ビリルビン 0.8 mg/dL，尿素窒素 16 mg/dL，クレアチニン 0.7 mg/dL，赤血球 23^4×10^4/μL，ヘモグロビン 8.5 g/dL，MCV 112 fL（基準値 79〜100 fL），MCHC 32.4%（基準値 26.3〜34.3%）．

問題7 　この患者に行った追加の血液検査の結果である．**最も適当なのはどれか．1つ選べ．**

(1) 不飽和鉄結合能（UIBC）高値

(2) エリスロポエチン低値

(3) ビタミン B$_{12}$ 低値

(4) 葉酸低値

問題8　この患者に認められる症候である．**最も適当なのはどれか．1つ選べ**．

(1) 匙状爪

(2) たんぱく尿

(3) 血尿

(4) 神経障害

問題9　本人は，今回の受診の結果をきっかけに，これからは食生活を見直したいと思っている．この患者への初回の栄養食事指導である．**最も適切なのはどれか．1つ選べ**．

(1) 納豆や豆腐などの大豆製品を積極的に食べましょう．

(2) 肉，魚，卵，乳製品を，1食に1品以上食べましょう．

(3) ほうれん草など，緑黄色野菜を積極的に食べましょう．

(4) 野菜は茹でこぼして食べましょう．

この問題の着眼点

Viewpoint

　　貧血とは，末梢血中のヘモグロビン量が正常値以下に減少した状態と定義づけられます．赤血球に含まれるヘモグロビンは酸素を運搬する機能があるため，貧血症では組織の酸素不足から，易疲労感や脱力，立ちくらみなどの症状が起こります．貧血に関する問題は毎年出題されています．貧血になる原因は多岐にわたるので，特徴を整理して覚えていきましょう．

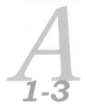

解答と解説

A 1-3

Approach

正解に到達するために

▶ 貧血の原因とその病態，関連する検査値を理解しましょう．
▶ 鉄欠乏性貧血の食事療法について復習しましょう．

問題 7

(1) 不飽和鉄結合能（UIBC）高値

表 1.10　患者の空腹時血液検査結果（貧血）

空腹時血液検査値		基準値	
赤血球	234×10⁴/μL	男性　430 万～554 万/μL	
		女性　374 万～495 万/μL	
ヘモグロビン	8.5 g/dL	男性　13.8～16.9 g/dL	
		女性　12～15 g/dL	
MCV	112 fL	79～100 fL	
MCHC	32.4%	26.3～34.3%	

UIBC[※1]（不飽和鉄結合能）とは，鉄欠乏性貧血の指標です．健康な成人の体内には 3～4 g の鉄があり，その 2/3 はヘモグロビン（血色素）に含まれています．血清中の鉄は 0.1% 程度で，トランスフェリンと結合して血液中を運搬されます（血清鉄）．血清中のトランスフェリンが運搬可能な総鉄量を TIBC[※2]（総鉄結合能）といいます．トランスフェリンのすべてが鉄と結合しているわけではなく，この鉄と結合していない鉄結合能が UIBC（不飽和鉄結合能）です．TIBC は UIBC と血清鉄をあわせたものです．（図 1.4）．鉄欠乏性貧血で鉄が不足すると，トランスフェリンの産生を増やして鉄と結合しやすい状態を作ろうとするため，UIBC，TIBC ともに増加します．

貧血の分類には赤血球指数を用います．血液中の赤血球の量は，RBC（赤血球）によって知ることができます．一方，赤血球の質，つまり赤血球の大きさや 1 個あたりのヘモグロビン含有量などについては，MCV[※3]（平均赤血球容積），MCH（平均赤血球ヘモグロビン量），MCHC[※4]（平均赤血球ヘモグロビン濃度）から判断し，これらを赤血球指数（恒数）といいます．それによると貧血は，小球性低色素性貧血，正球性正

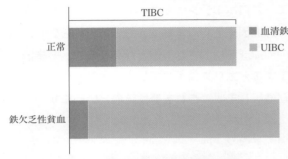

図 1.4　不飽和鉄結合能と総鉄結合能

色素性貧血，大球性正色素性貧血の 3 つに分けることができます（表 1.11）．また，赤血球指数は Hgb[5]（ヘモグロビン濃度），Hct[6]（ヘマトクリット），RBC[7] より算出されます（表1.12）．

表 1.11　貧血の種類

MCV	MCHC	貧血の種類
80 以下	30 以下	鉄欠乏性貧血，鉄芽球性貧血，サラセミア，慢性疾患による貧血
80〜100	31〜35	溶血性貧血，腎性貧血，再生不良性貧血
101 以上	31〜35	巨赤芽球性貧血

表 1.12　赤血球指数

赤血球恒数	単位	計算式
MCV 平均赤血球容積	fL	$\dfrac{Hct（\%）}{RBC（10^6/\mu L）} \times 10$
MCH 平均赤血球ヘモグロビン量	pg	$\dfrac{Hgb（g/dL）}{RBC（10^6/\mu L）} \times 10$
MCHC 平均赤血球ヘモグロビン濃度	%	$\dfrac{Hgb（g/dL）}{Hct（\%）} \times 100$

○か×か？

　患者は，ヘモグロビン 8.5 g/dL と基準値を下回っており，鉄欠乏性貧血が疑われる（表1.10）．鉄欠乏性貧血は小球性低色素性貧血であり，MCHC と MCV は低値を示す．患者の検査結果をみると，MCHC は 32.4% と基準範囲を保っている．一方，MCV が 112 fL と，基準範囲を超えており，患者は巨赤芽球性貧血が強く疑われる．それを確認するための検査項目がほかにあり，UIBC は追加で行う検査として最も適切であるとはいえない．

⇒ ✗

（2）エリスロポエチン低値

表 1.13　患者の空腹時血液検査結果（腎機能）

空腹時血液検査値		基準値
尿素窒素	16 mg/dL	7〜19 mg/dL
クレアチニン	0.7 mg/dL	男性 0.7〜1.1 mg/dL 女性 0.5〜0.9 mg/dL

　エリスロポエチンはおもに腎臓で分泌される赤血球の造血因子です．骨髄で赤芽球の分化を促し，血中の赤血球を増加させる働きがあります．腎機能が低下するとエリスロポエチンの産生量も低下し，貧血が進行します．これを腎性貧血といいます．

※1　UIBC, unsaturated iron binding capacity　　※2　TIBC, total iron binding capacity
※3　MCV, mean corpuscular volume　　※4　MCHC, mean corpuscular hemoglobin concentration
※5　Hgb, hemoglobin, ヘモグロビン　　※6　Hct, hematocrit, 血液全体の赤血球の容積比率
※7　RBC, red blood cell, 赤血球

○か×か？

患者の腎機能を表す検査値は，尿素窒素 16 mg/dL，クレアチニン 0.7 mg/dL である．いずれも基準範囲内（表 1.13）であり，腎性貧血とは考えられない．したがって，エリスロポエチンの検査は適切とはいえない． ⟹ ✗

(3) ビタミン B₁₂ 低値

ビタミン B₁₂ は，タンパク質と結合して存在する**水溶性ビタミン**です．神経や血液細胞を健康に保ち，遺伝物質である **DNA** の生成を助ける栄養素です．これが欠乏すると，DNA 合成の阻害により造血幹細胞から造られる赤血球，好中球，血小板などの分化が妨げられ，**巨赤芽球性貧血や好中球・血小板の減少，舌炎**などが起こります．

○か×か？

患者は，MCV 112 fL（基準値 79〜100 fL）と高値であり，巨赤芽球性貧血が疑われる．これはビタミン B₁₂ や葉酸の欠乏を原因としており，貧血の鑑別診断のためにビタミン B₁₂ を測定する必要がある．なお，巨赤芽球性貧血では低値となる． ⟹ ○

(4) 葉酸低値

葉酸は植物の葉に多く含まれ，ビタミン B 群に属する**水溶性ビタミン**です．ビタミン B₁₂ とともに赤血球の産生を助けるビタミンとして知られています．また，**DNA** や **RNA** などの核酸やたんぱく質の合成を促進することから，成長や妊娠の維持にも欠かせないビタミンです．欠乏症として**巨赤芽球性貧血**が知られています．

○か×か？

患者は，MCV 112 fL（基準値 79〜100 fL）と高値であり，巨赤芽球性貧血が疑われる．葉酸の欠乏も巨赤芽球性貧血の原因のひとつだが，患者は，おかずには野菜だけを食べる生活を続けており，葉酸の欠乏は考えにくい．葉酸の測定は必ずしも必要ではなく，選択肢 (3) のビタミン B₁₂ の測定が優先される． ⟹ ✗

したがって，この問題の解答は (3) となります．

問題8

(1) 匙状爪

匙状爪[※1] とは，鉄欠乏性貧血に特徴的な症候です．組織鉄の欠乏が進むと，爪の中央部分がスプーンのようにへこみ，周囲が反り返る匙状爪が見られます．鉄の欠乏が回復すると，症状も改善します．

※1 spoon nail

○か×か？

患者は，ヘモグロビン 8.5 g/dL と基準値を下回っており，鉄欠乏性貧血も否定できない．しかし，MCV が高値であることから巨赤芽球性貧血であると考えられ，それを示す症候がほかの選択肢にあるため，最も適切なものとはいえない． ⇒ ✗

(2) たんぱく尿

健康な人でも，運動時や強いストレスがあると，尿たんぱくが陽性になることがあります．また，疾患として考えると，腎機能に異常があるときにたんぱく尿がみられます．

腎臓は血液をろ過して尿を作ることがその作用の1つであり，通常はたんぱく質の代謝産物である窒素化合物は排泄されますが，たんぱく質は排泄されません．腎臓の糸球体のろ過機能が衰えると，たんぱく質が糸球体を通過して尿にでるようになります．尿試験紙法（定性法）による判定基準では，たんぱく尿（1＋）は 30 mg/dL，（2＋）は 100 mg/dL です．

○か×か？

患者の腎機能を表す検査値は，尿素窒素 16 mg/dL，クレアチニン 0.7 mg/dL といずれも基準範囲内である（表 1.13）．腎機能の低下はみられず，症候としてたんぱく尿をあげるのは適切ではない． ⇒ ✗

(3) 血尿

血尿とは，尿に血液が混じっている状態をいい，肉眼で観察できるものと顕微鏡下で観察できるものとがあります．血尿の原因として多いのは，尿道や前立腺，膀胱，腎臓の疾患です．

○か×か？

患者の情報からは，血尿を起こす要因は見あたらず，症候として血尿をあげるのは適切ではない． ⇒ ✗

（4）神経障害

　巨赤芽球性貧血は，葉酸とビタミン B$_{12}$ の欠乏により起こります．葉酸欠乏症では貧血症状と消化器症状がみられます．消化器症状として**ハンター舌炎**が知られており，舌乳頭の萎縮や摂食時に舌のしみや痛みがあります．ビタミン B$_{12}$ の欠乏症では，それに神経症状が加わることが特徴としてあげられます．神経症状には四肢のしびれやチクチクとした痛み，筋力の低下，感覚の消失などさまざまなものがあり，欠乏が重度になると，認知症のような症状や錯乱などの意識障害が生じる場合もあります．

○か×か？

　患者は，MCV 112 fL（基準値 79～100 fL）と高値であり，巨赤芽球性貧血が強く疑われる．その症候として，神経障害が認められることが考えられる．　⇒　○

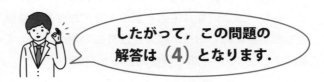

したがって，この問題の解答は**（4）**となります．

問題 9

（1）納豆や豆腐などの大豆製品を積極的に食べましょう．

　納豆や豆腐などの大豆製品には，植物性たんぱく質が多く含まれるほか，カルシウムや鉄分を多く含む食品もあります．調理をしなくても摂取できる手軽さもあり，取り入れやすい食品といえます．

○か×か？

　患者は MCV 112 fL（基準値 79～100 fL）と高値であり，巨赤芽球性貧血と診断される．さらに，その食生活の状況から，ビタミン B$_{12}$ の欠乏が原因と考えられる．食品中のビタミン B$_{12}$ は，たんぱく質と結合して存在しているが，含まれているのは動物性食品に限られ，植物性食品には含まれていない．したがって，植物性食品である大豆製品に偏った摂取は推奨できない．　⇒　✗

(2) 肉，魚，卵，乳製品を，1食に1品以上食べましょう．

　これらはいずれも動物性たんぱく質を多く含む食品です．患者は，ビタミン B₁₂ の欠乏を原因とする巨赤芽球性貧血と考えられます．治療の中心はビタミン B₁₂ 製剤の筋肉注射ですが，ビタミン B₁₂ を含む動物性食品のいずれかを毎食摂取することは，バランスのよい食品摂取につながります．

○か×か？
　今後，貧血を起こしにくい体づくりや健康の維持増進を図るための食習慣を築いていくために，適切であると考えられる．⟹ ○

(3) ほうれん草など，緑黄色野菜を積極的に食べましょう．

　緑黄色野菜は β−カロテンを多く含むほか，ビタミン B 群やカリウム，カルシウムの供給源でもあり，健康的な食生活を送る上で欠かせない食品です．とくにほうれん草や小松菜には鉄分も多く含まれており，鉄欠乏性貧血の治療においても摂取が推奨されます．なお，緑黄色野菜は1日に100〜120 g 程度の摂取が目標です．

○か×か？
　患者は，おかずには野菜だけを食べる生活を続けており，野菜の不足は考えにくい状況である．バランスよく食品を摂取していくためには，今まで摂取できている野菜に加えて，たんぱく質を多く含む食品の摂取が不可欠であり，この選択肢は適切ではない．⟹ ✖

(4) 野菜は茹でこぼして食べましょう．

　野菜を茹でこぼすことの効果として考えられるのは，**カリウムの除去**です．腎機能障害があると，カリウムの排泄が阻害され高カリウム血症をきたすことがあります．高カリウム血症は不整脈の原因となります．カリウムは細胞のなかに存在しており，水やお湯に溶けるので，野菜などは小さく切って**茹でこぼし**，または**流水にさらす**ことは，カリウムの除去に有効です．

○か×か？
　患者の腎機能を表す検査値は，尿素窒素，クレアチニンとも基準範囲内である．腎機能障害があることはうかがえず，茹でこぼしの必要があるとは考えられない．⟹ ✖

したがって，この問題の解答は（2）となります．

● 苦手チェックリスト ●

解答が間違っていたら，チェックリストを参考に関連科目を復習しよう！

	臨床栄養学	□ 血液系の疾患への栄養・食事療法をまとめましょう．
	臨床医学	□ 血液系の疾患の病態，症状，診断と治療方法をまとめましょう．

類題を解くために

Perspective

本症例では，ビタミン B_{12} 欠乏による巨赤芽球性貧血が取りあげられていました．ビタミン B_{12} の成人の推奨量は，男女とも 2.4 μg/日であり，多量に必要とされるわけではありません．通常の食事をしていれば欠乏することはありませんが，欠乏症を招く原因として下記の①～④などがあります．

① 萎縮性胃炎など胃粘膜の障害，② 胃の手術，③ 回腸の障害，④ 菜食主義者

病態のポイント	ビタミン B_{12} は，胃から分泌される内因子と結合して回腸で吸収されます．したがって，胃や回腸に傷害があると吸収不良から欠乏症を起こします（①～③）．本症例の場合は，ダイエットのために副菜が野菜に偏る食事を何年も続けており，結果的に④に相当し，ビタミン B_{12} 不足による巨赤芽球性貧血を起こしたと考えられました． 巨赤芽球性貧血の症候の 1 つにハンター舌炎がありますが，鉄欠乏性貧血でも舌炎を起こすことがあります．これをプランマー・ビンソン症候群といい，舌乳頭の萎縮や発赤，疼痛など共通する症状に加えて，嚥下障害を伴うことがこの疾患の特徴です．
食事療法	貧血の種類によらずその食事療法では，「栄養のバランスを整え，3 食きちんと食べる」ことが大切です．鉄欠乏性貧血ではさらに次の点を押さえておきましょう． 1．鉄分を多く含む食品を十分に摂る（レバー，赤身の肉，魚の血合い，貝類，大豆製品，緑黄色野菜，海藻など） 2．たんぱく質を十分に摂る 3．鉄の吸収をよくする食事を心がける ・食品中に含まれる鉄は 3 価鉄として存在している．ビタミン C や酸はこれを吸収されやすい 2 価鉄に還元するため，酢，柑橘類などと鉄を含む食品と一緒に摂取する．また香辛料などを用いて胃酸の分泌を促す． ・鉄の吸収を阻害するタンニンを多く含む緑茶や紅茶，コーヒーを控える．

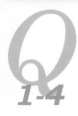

胃がんの手術後に起こりやすい疾患名と症状

● 第34回　管理栄養士国家試験（2019）より ●

解いた日	1回目	／	2回目	／

次の文を読み 問題10 ， 問題11 ， 問題12 に答えよ．

　K総合病院に勤務する管理栄養士である．入院患者の栄養管理を行っている．患者は，67歳，男性．無職，妻と2人暮らし．入院時身長170 cm，体重65 kg，BMI 22.5 kg/m²．胃前庭部の進行胃がん，幽門側胃切除術をうけ，ビルロートⅠ法（BillrothⅠ法）で再建した．

問題10 　退院後，食後10〜30分に，腹痛，冷汗，動悸，めまいが頻発した．この症状の原因として，**最も適当なのはどれか．1つ選べ．**

(1) 胃食道逆流症
(2) 早期ダンピング症候群
(3) 後期ダンピング症候群
(4) 輸入脚症候群
(5) 術後イレウス

問題11 　この症状を軽減させることを目的に栄養食事指導を行った．聞き取りによると，本人には調理経験がなく，妻がすべての食事を用意している．妻は勤務のため9時から17時まで不在．患者と妻に，家庭での食事状況を考慮して，具体的な食事の摂り方として献立例を示した（表1.14）．**最も適切なのはどれか．1つ選べ．**

(1) 献立1
(2) 献立2
(3) 献立3
(4) 献立4

表1.14　献立例

		献立1	献立2	献立3	献立4
食事時刻	8時	ごはん　80g たまご焼き　30g ゆで野菜サラダ　40g 豆腐みそ汁　1/2杯	ごはん　80g たまご焼き　30g ゆで野菜サラダ　40g 豆腐みそ汁　1/2杯	ごはん　100g あじ干物　40g ゆで野菜サラダ　40g 豆腐みそ汁　1/2杯	ごはん　150g たまご焼き　30g ゆで野菜サラダ　40g 豆腐みそ汁　1/2杯
	10時	ビスケット　30g ヨーグルト　100g みかん缶詰　30g	ごはん　80g たまご焼き　30g ゆで野菜サラダ　40g 豆腐みそ汁　1/2杯		
	12時	ごはん　80g 蒸し鶏　40g ゆで野菜　30g 野菜スープ　1/2杯 バナナ　20g	ミルクパン　50g チーズ　20g 野菜ジュース　100mL ヨーグルト　50g	天ぷらうどん 　うどん　150g 　いかの天ぷら　40g ゆで野菜　30g ヨーグルト　100g キウイフルーツ　50g	トースト　60g チーズ　20g バナナ　50g ヨーグルト　50g
	15時	ごはん　80g 煮魚　40g 野菜煮物　40g 野菜スープ　1/2杯 バナナ　20g	ミルクパン　50g 魚肉ソーセージ　20g 野菜ジュース　100mL ヨーグルト　50g	クラッカー　20g ミックスナッツ　20g コーヒー牛乳　100mL	ビスケット　20g オレンジジュース　100mL
	18時	ごはん　100g 煮込みハンバーグ　50g ゆで野菜　30g コンソメスープ　1/2杯 ヨーグルト　50g	ごはん　100g 煮魚　40g 野菜煮物　40g みかん缶詰　50g	ごはん　150g ポークソテー　80g ごぼうサラダ　80g わかめスープ　1杯 ヨーグルト　50g	ごはん　150g 煮魚　80g 野菜煮物　80g 豆腐みそ汁　1/2杯
	21時	ごはん　60g 魚ホイル焼き　40g ゆで野菜　30g 野菜煮物　30g ヨーグルト　50g	ごはん　60g 煮魚　40g 野菜煮物　40g みかん缶詰　50g		

問題12　2か月後の栄養食事指導である．患者は指示どおり食事療法を行っており，退院後の症状は，ほとんどみられなくなった．少しずつ食事の量を増やし，体重は入院中に10kg減少したが，退院後に2kg増加した．患者から「腹痛は無いが，便が少し軟らかい」との発言があった．助言として，**最も適切なのはどれか．1つ選べ．**

(1) 現在の食事のままで，しばらく様子をみましょう．

(2) 食事の量を現在の半分にしましょう．

(3) 食事の回数を減らしましょう．

(4) 主食をお粥にしましょう．

この問題の着眼点　Viewpoint

　消化器系の手術では，さまざまな栄養問題が生じます．とくに胃がんは，手術内容によって生じる疾患や症状があり，栄養管理で配慮すべき点が多くあります．この問題では，患者の術式から現在患者に起こっている状態を判断し，患者の立場から的確な栄養指導ができるかどうかを問うています．

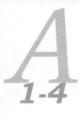

解答と解説

A 1-4

Approach

> 正解に到達するために

▶ 胃がんの治療法を確認しましょう．

▶ 胃の切除後に生じやすい疾患や症状について確認しましょう．

問題 10

胃切除では，手術による合併症や胃を切除する事によってさまざまな症状が生じます．胃の各部位の名称（図 1.5）と，胃切除に特有の症状（表 1.15）をチェックしましょう．

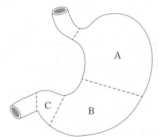

胃全摘術：A〜C
噴門側胃切除術：A
幽門側胃切除術：BC
幽門保存胃切除術：B

図 1.5　胃の名称と胃切除の部位

表 1.15　胃の切除後に特有の症状

手術に伴う合併症	胃切除後の後遺症
出血	小胃症状
縫合不全	体重減少
腹腔内膿瘍	早期ダンピング症候群
輸入脚症候群	後期ダンピング症候群
残胃炎	貧血
腸閉塞（イレウス）	骨粗鬆症
胆のう炎	逆流性食道炎
多臓器損傷	下痢
縫合部狭窄	

（1）胃食道逆流症

胃食道逆流症は，胃の内容物が食道へ逆流して，胃酸による胸焼けや呑酸などの症状が生じます．原因には，胃と食道をつなぐ**下部食道括約筋（LES）**の圧力の低下があり，食道裂孔ヘルニアの患者や高齢者に起こりやすいほか，肥満者や妊婦などの腹圧上昇によっても生じやすくなります．下部食道括約筋が弛緩しない**食道アカラシア**も，この疾患の原因の１つです．また食道にびらんや潰瘍があるものを**逆流性食道炎**とよびます．

問題文では，この患者は幽門側胃切除術をうけたことによって食べ物が急に十二指腸へ流れ込むため，十二指腸液が逆流しやすい状態とわかります（図 1.5）．患者の QOL のためにも，できるだけ幽門側を残したいところですが，今回はここを切除しています．

（2）早期ダンピング症候群

　胃切除後の後遺症の1つです．食後20〜30分でに発症し，腹部消化器症状がみられます．原因は，小胃による食事貯留量の低下，食物の急激な小腸移動による腸管拡張などがあります．対処法として，一度に食事をたくさん食べない**少量頻回食**が必要で，症状出現時は横になって休むことでゆっくり消化を促します．

（3）後期ダンピング症候群

　胃切除後の後遺症の1つです．食後2〜3時間で発症し，低血糖症状（脱力感，倦怠感，冷感，めまい）がみられることが特徴です．原因は，一過性の高血糖からくる反応性インスリン過剰分泌により起こる**低血糖**です．対処法として，発症原因となる糖質だけの食事や少食を是正するように指導します．なお，発症時の対応としては，ブドウ糖などを補給して症状を緩和します．

（4）輸入脚症候群

　胃の手術をビルロートⅡ法で再建した時の合併症です．おもな症状として，食道炎による腹痛，胸焼け，悪心が生じます．十二指腸部分である輸入脚（図1.6）に胆汁や膵液が溜まり，胃や食道へ逆流すると食道炎となります．対処法として，軽症の場合は少量頻回食を，重症の場合は外科的手術を行います．

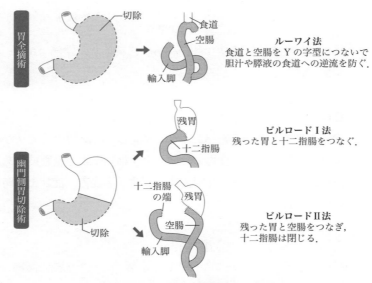

図1.6　胃全摘術と幽門側の胃切除術

○か×か？
輸入脚症候群の特徴である，胆汁や膵液が逆流する食道炎の症状が認められない．
 ⇒ **✗**

（5）術後イレウス

　胃の手術の合併症で，腸管の狭窄や閉塞で生じます（図1.7）．通常でない腹痛，腹部膨満感，嘔吐，便秘（排泄不可）などの症状があり，重症では緊急手術の対応となります．

○か×か？
　術後イレウスの特徴である，通常でないような腹痛，腹部膨満感，嘔吐，便秘（排泄不可）などの症状がみられない．⇒ **✗**

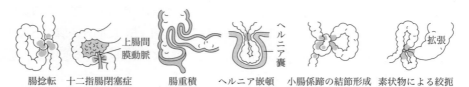

図1.7　術後イレウスでおこる症状

したがって，この問題の
解答は（2）となります．

問題 11

　この問題では問題文から患者の食事情報を抜き取る力，具体的な食事提案ができる力を求められています．次の項目を満たす食事はどんな食事を指すか，具体的な献立から選択する問題です．以下の条件を満たす食事を考えてみましょう．

① 「9 時～17 時まで妻がいない」 → 朝食後，昼食，昼食後の食事は自分で用意できる内容か確認しましょう．

② 「調理経験のない本人が昼食を準備する」 → 簡単な昼食になっているか確認しましょう．

③ 「胃がんによる術後食」 → 消化の良い食材や料理であるか確認しましょう．

④ 早期ダンピング症候群 → 1 日 3 回の食事に，間食（軽食）を加えた少量頻回食になっているか確認しましょう．

（1）献立 1

　9 時から 17 時までは妻がいないため，昼食は本人が作る必要があります．本人は調理経験がなく，10 時から 15 時までの 3 回の食事は簡単に準備できるものにしましょう．

> **○か×か**
>
> 　献立 1 の 12 時と 15 時の献立（たまご焼き，蒸し鶏，煮魚，煮込みハンバーグ，魚ホイル焼きなど）は，調理技術が高く実施不可能である． ⇒ ✖

（2）献立 2

　最初から食事を 2 つに分けておく分食は，家庭における少量頻回食として適した方法です．また妻がいない時間の 12 時，15 時の食事は調理が簡単で，実施可能であると考えられます．

> **○か×か**
>
> 　献立 2 は，8 時と 10 時，12 時と 15 時，18 時と 21 時の食事がほぼ同じで準備は簡単とわかる． ⇒ ○

(3) 献立 3

　胃がんによる術後の食事は，消化の良い食事（低残渣・低脂肪）が適しています．アジの干物，いかの天ぷら，ミックスナッツ，ポークソテー，ごぼうサラダは脂肪や不溶性食物繊維が多く，消化が悪い料理です．

> **○か×か**
> 献立 3 は消化が悪く，少量頻回食になっていない．もっとも不適切な食事である．
> ⇒ ✖

(4) 献立 4

　消化のよい献立内容ですが，昼食に野菜が入っていないことに注意しましょう．また，15 時の間食が，甘いものだけに偏っています．

> **○か×か**
> 早期ダンピング症候群が生じていることから，10 時，21 時にも軽食を組み入れた少量頻回食が望ましい．⇒ ✖

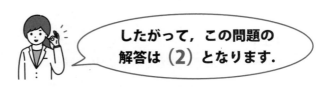

したがって，この問題の解答は **(2)** となります．

問題 12

　この患者に対する指導では，次の患者情報に注意しましょう．

① 「食事は指示を守っている」 →　患者を褒めるなど，やる気を継続させる工夫をしましょう．

② 「退院後の症状はほとんど見られない」 →　ダンピング症候群の症状が消失していることから，現在の食事内容が適切であるといえます．

③ 「食事を増やして体重増加がある」 →　まだ術後回復には早いですが，このまま食事量を増やしていくことが勧められます．

④ 「便が柔らかいが腹痛はない」 →　下痢は水分やエネルギーの喪失になりますが，軟便で腹痛もないため，食事内容に不具合が生じているとは考えられません．

(1) 現在の食事のままで，しばらく様子をみましょう.

> ○か×か
>
> 患者は食事の指示を守っていること．とくに緊急性のある症状はないこと．現在は手術後の回復状況にあることから，この状況を続けることを優先にする声かけが最も適している．⇒ ○

(2) 食事の量を現在の半分にしましょう.

> ○か×か
>
> 体重が完全に回復していないため，食事の量を減らす必要はない．⇒ ✖

(3) 食事の回数を減らしましょう.

> ○か×か
>
> 現在の食事は，少量頻回食で体重回復も進んできている．ダンピング症状は治まってきているが，食事回数を減らして1回の食事量を多くすると，また症状が出る可能性もある．⇒ ✖

(4) 主食をお粥にしましょう.

> ○か×か
>
> 食事量はまだ少ない．体重が増えつつあるが，主食を粥にすることでエネルギーが減る．また食事重量が増えて，早期ダンピング症状が生じやすくなる．⇒ ✖

したがって，この問題の
解答は **(1)** となります.

1章 臨床栄養学を中心とした問題

● 苦手チェックリスト ●

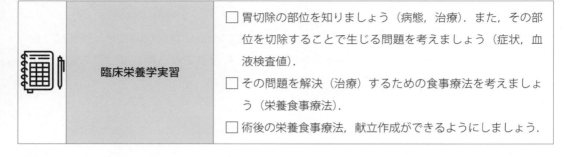

	臨床栄養学実習	□ 胃切除の部位を知りましょう（病態，治療）．また，その部位を切除することで生じる問題を考えましょう（症状，血液検査値）．
		□ その問題を解決（治療）するための食事療法を考えましょう（栄養食事療法）．
		□ 術後の栄養食事療法，献立作成ができるようにしましょう．

類題を解くために

Perspective

　胃がんの問題を解くには，患者に生じた病態を理解して，食事指導ができるまでの一連を考えましょう．食事指導では患者の背景を聞き取って，現在または今後の食生活を提案することが重要です．また，出題頻度の高い貧血など，血液検査の基準値もチェックしましょう．

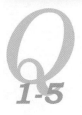

CKD の栄養食事療法と腎臓病食品交換表の単位

● 第 32 回管理栄養士国家試験（2018 年）より ●

| 解いた日 | 1 回目 | ／ | 2 回目 | ／ |

次の文を読み，問題 13，問題 14，問題 15 に答えよ．

　K 総合病院に勤務する管理栄養士である．患者は，58 歳，男性．酒販店を自営している．慢性腎臓病（CKD）で近所のクリニックに通院して生活指導を受けていたが，本人は積極的に取り組んでいなかった．この度，腎機能が悪化した（ステージ 4）ため当院に紹介された．医師より，エネルギー 2,000 kcal，たんぱく質 40 g，カリウム 1,500 mg 以下，食塩 6 g 未満の栄養食事指導の依頼があった．本人と妻に日常の食事計画について説明を行い，患者と相談の結果，低たんぱく質ごはんを使用し，主菜の食材でたんぱく質摂取量が約 30 g となるように計画することにした．

問題 13　患者は，朝食の主菜は卵 1 個（50 g）または木綿豆腐 1/3 丁（100 g）のどちらかにするという．これをうけて，昼食と夕食の主菜を合わせた目安量である．**最も適切なのはどれか．1 つ選べ．**

(1) 魚介類 30 g または肉類 30 g

(2) 魚介類 45 g または肉類 45 g

(3) 魚介類 30 g と肉類 30 g

(4) 魚介類 60 g と肉類 60 g

問題 14　指導が終わって，患者は「これなら簡単です．頑張ります．」といって席を立った．しかし妻から，「本当は配達時にコンビニで，から揚げなどしっかり買い食いしています．私は知らないと思っているでしょうけど．」と耳元でささやかれた．その後の患者への声かけである．**最も適切なのはどれか．1 つ選べ．**

（1）今日説明した肉と魚の量を守って，外で買い食いをしないでくださいね．

（2）外で食べられたものも，忘れずに奥様に報告してくださいね．

（3）コンビニで買っておられるから揚げは，たんぱく質が多いですよ．

（4）今日説明したことを守ると体調が良くなるでしょうから，頑張ってくださいね．

```
┌────┐
│    │
└────┘
```

問題 15 約 1 か月後，2 回目の栄養食事指導を行った．提出された食事記録から，ほぼ計画通りに食べられているが，エネルギー摂取量が不足気味であると判断された．面接のなかで，患者から「仕事の休憩時にはどんな飲み物を飲むとよいか．」と質問があった．この回答として勧める飲み物である．**最も適切なのはどれか．1 つ選べ．**

（1）トマトジュース

（2）みかん 20％果汁入り飲料

（3）缶コーヒー（乳成分入り，加糖）

（4）緑茶

```
┌────┐
│    │
└────┘
```

類題を解くために

Perspective

　　腎臓病は CKD や糖尿病性腎症の進行度，透析療法の種類などによって，栄養食事療法が異なります．この問題は，CKD の食事基準と腎臓病の食品交換表を把握したうえで栄養指導を行うことを想定しており，患者への具体的な食事提案から患者との会話まで盛り込んだ総合的な問題です．

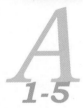

解答と解説

正解に到達するために

▶ CKD の診断基準と食事療法基準を覚えましょう.

▶ 腎臓病の食品交換表は，1 単位 ＝ たんぱく質 3 g です．とくに，肉や魚，卵，豆腐，牛乳乳製品などたんぱく質の多い食品の単位は覚えておきましょう.

問題 13

患者は慢性腎臓病（CKD）のステージ 4 です．食事基準をチェックしましょう（表 1.16）.

表 1.16　CKD ステージによる食事療法基準

ステージ （GFR）	エネルギー （kcal/kgBW/日）	たんぱく質 （g/kgBW/日）	食塩 （g/日）	カリウム （mg/日）
ステージ 1 （GFR ≧ 90）		過剰な摂取をしない		制限なし
ステージ 2 （GFR 60～89）		過剰な摂取をしない		制限なし
ステージ 3a （GFR 45～59）		0.8～1.0		制限なし
ステージ 3b （GFR 30～44）	25～35	0.6～0.8	3 ≦ ＜ 6	≦ 2,000
ステージ 4 （GFR 15～29）		0.6～0.8		≦ 1,500
ステージ 5 （GFR ＜ 15）		0.6～0.8		≦ 1,500
5D （透析療法中）	別表			

注）エネルギーや栄養素は，適正な量を設定するために，合併する疾患（糖尿病，肥満など）のガイドラインなどを参照して病態に応じて調整する．性別，年齢，身体活動度などにより異なる.

注）体重は基本的に標準体重（BMI ＝ 22）を用いる.

日本腎臓学会編，「慢性腎臓病に対する食事療法基準 2014 年版」より.

　表のステージ 4 から医師の指示量を確認しましょう（表 1.17）．問題文の「患者と相談した結果，低たんぱくご飯を使用して主菜から 30 g を摂取することとした」は，医師が指示したたんぱく質量を患者に食事として伝える記述です.

表 1.17　医師の指示と食事療法基準（ステージ４）の比較

項目	医師の指示	食事療法基準 （ステージ４）
エネルギー	2000 kcal/日	30〜35 kcal/kg/日
たんぱく質	40 g/日	0.6〜0.8 g/kg/日
カリウム	1500 mg/日	1500 mg/日
食塩	6 g/日未満	6 g/日未満

腎臓病食品交換表の１単位 ＝ たんぱく質３g であるので，患者は 30 g ÷ 3 g ＝ 10 単位を摂取すると考えます．このように，医師の指示栄養量から腎臓病の食品交換表を使って食品構成を考えると，患者に対して具体的な食事量の提案が可能となります．また，患者は，朝食に卵１個（50 g）または木綿豆腐 1/3 丁（100 g）のどちらかを食べるとあります．

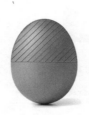
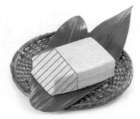

鶏卵１単位・25 g　　　とうふ１単位・45 g

図 1.8　卵と豆腐の１単位（腎臓病食品交換表）

食品交換表では，卵１個 ＝ たんぱく質２単位，木綿豆腐 100 g ＝ たんぱく質２単位であることから（図 1.8），問題文の主菜のたんぱく質 30 g（10 単位）から２単位を差し引いた８単位をどう使うとよいかが問われています．そのためには，魚介類と肉類の単位を知っておく必要があります．魚介類も肉類もそれぞれ 15 g ＝ １単位になります．

（1）魚介類 30 g または肉類 30 g

> ## ○か×か
> 魚介類 30 g または肉類 30 g の場合は，魚介類か肉類のどちらか２単位だけしか取れず，８単位にはならない．⇒ ✗

（2）魚介類 45 g または肉類 45 g

> ## ○か×か
> 魚介類 45 g または肉類 45 g の場合は，魚介類か肉類のどちらか３単位だけしか取れず，８単位にはならない．⇒ ✗

(3) 魚介類 30 g と肉類 30 g

〇か×か

魚介類 30 g と肉類 30 g の場合は，魚介類と肉類を合わせて 4 単位にしかならない．

⇒ ✕

(4) 魚介類 60 g と肉類 60 g

〇か×か

魚介類 60 g と肉類 60 g の場合は，魚介類と肉類を合わせて 8 単位となる． ⇒ 〇

したがって，この問題の
解答は **(4)** となります．

問題 14

　今回の指導によって患者が今後，どのような食事をすることになるかを想像してみましょう．指導後に患者自身が主体となって栄養食事療法が継続できることが，最も重要な部分です．患者の家族の意見も聞きながら，どう伝えたら患者本人が積極的に治療を行えるか，取捨選択しつつ必要な声かけをすることが，栄養指導には求められます．

(1) 今日説明した肉と魚の量を守って，外で買い食いをしないでくださいね．

〇か×か

　患者は，今まで生活指導を受けていても積極的に取り組んでいなかったことが問題文から伺えるが，今回の指導では「これなら簡単です．頑張ります」と前向きな姿勢がみられる．栄養指導を行うにあたり，患者が栄養食事療法を継続するためにも，このような姿勢を積極的に肯定する必要がある．よって，栄養食事療法を守らないことを前提の声かけは不適切である． ⇒ ✕

(2)　**外で食べられたものも，忘れずに奥様に報告してくださいね.**

> **○か×か**
> 　治療の主体は患者自身である．妻に報告することが治療方法ではないため，不適切な声かけといえる． ⟹ **✗**

(3)　**コンビニで買っておられるから揚げは，たんぱく質が多いですよ.**

> **○か×か**
> 　妻からささやかれた否定的な情報を，本人に確認しないで指導することは，本人に不信感を抱かせるだけでなく，やる気までそいでしまう． ⟹ **✗**

(4)　**今日説明したことを守ると体調が良くなるでしょうから，頑張ってくださいね.**

> **○か×か**
> 　現在，最も必要なことは，今回指導した栄養食事療法を継続できるかどうかである．患者の前向きな姿勢を支援することは管理栄養士として重要である． ⟹ **○**

> したがって，この問題の
> 解答は (**4**) となります.

問題 15

　CKD の栄養食事療法は，たんぱく質制限と食塩制限，またエネルギー補充です．しかし，CKD の栄養食事療法は，たんぱく質制限によるエネルギー不足や，食塩制限による食欲低下によってエネルギー不足になりやすくなります．また CKD の食事基準からカリウム制限も必要となります．今回，患者は指導 1 か月にエネルギー摂取量が不足気味であったことがわかり，飲み物として何を摂取したらいいかを管理栄養士に質問しています．患者からの相談内容をふまえて，次の 4 点を満たす飲み物をみつけましょう.

　① **エネルギーの多いもの**, ② **たんぱく質の少ないもの**, ③ **カリウムの少ないもの**,

　④ **食塩の少ないもの**

（1）トマトジュース

○か×か

エネルギーが少なく，カリウムが多いため不適切である． ⟹ ✖

（2）みかん 20%果汁入り飲料

○か×か

　エネルギーがあり，果汁が 20%と少ないことから，カリウムも少ないため適しているといえる．なお，みかんジュースであっても果汁が多いものは不適切となる． ⟹ ◯

（3）缶コーヒー（乳成分入り，加糖）

○か×か

エネルギーはあるが，乳たんぱくが含まれるため不適切である． ⟹ ✖

（4）緑茶

○か×か

エネルギーがないため，エネルギー不足の時に勧める飲み物ではない． ⟹ ✖

したがって，この問題の解答は（2）となります．

● 苦手チェックリスト ●

解答が間違っていたら，チェックリストを参考に関連科目を復習しよう！

	臨床栄養学	□ CKD のステージを知りましょう（病態）. □ そのステージの栄養食事療法を知りましょう（栄養食事療法）.
	臨床栄養学実習	□ どのように指導するといいか，腎臓病の食品交換表を理解しておきましょう（栄養指導）. □ 特殊食品を知るほか，患者に勧める料理・食品を考えましょう（栄養指導）.

類題を解くために

Perspective

　CKD の問題を解くには，CKD ガイドラインから治療基準を，また食事療法基準で病態と栄養食事療法を覚えておく必要があります．その上で，具体的にどのように指導するか，患者は自宅でどのような食事をするのがよいかを理解しましょう．

クローン病の栄養食事療法と具体的な栄養指導

● 第 35 回管理栄養士国家試験（2021 年）より ●

| 解いた日 | 1 回目 | ／ | 2 回目 | ／ |

次の文を読み，**問題 16**，**問題 17**，**問題 18**に答えよ．

　K 総合病院に勤務する管理栄養士である．患者は，18 歳，男性，大学生．身長172 cm，体重 63 kg，BMI 21.3 kg/m²．1 か月前から腹痛，下痢があり，近医では胃腸炎の疑いとして投薬されていたが，症状は軽快しなかった．1 週間前あたりから，腹痛が増強，38 ℃程度の発熱があり，朝から数回の嘔吐，少量の下血もあったため，当院の救急外来を受診，イレウス状態であり入院した．

問題 16　入院当日の栄養投与法である．**最も適切なのはどれか．1 つ選べ**．
(1) 経口からの流動食
(2) 経鼻チューブからの経腸栄養剤
(3) 末梢静脈からの維持輸液
(4) 中心静脈からの高カロリー輸液

問題 17　精査の結果，クローン病と診断され，数週間の内科的治療が奏効して，寛解状態になった．1 日 600 kcal の食事と成分栄養剤を併用した栄養療法を開始することになった．エネルギー 600 kcal，たんぱく質 30 g，脂質 10 g の食事を構成するための，たんぱく質源となる食品の目安である．**最も適切なのはどれか．1 つ選べ**．
(1) 白身魚 50 g，鶏肉（皮なし）30 g，鶏卵 30 g，豆腐 50 g
(2) 青魚 50 g，鶏肉（皮なし）30 g，鶏卵 30 g，豆腐 50 g
(3) 白身魚 50 g，鶏卵 60 g，豆腐 50 g，普通牛乳 100 g
(4) 鶏肉（皮なし）50 g，鶏卵 60 g，豆腐 100 g

問題18 その後，成分栄養剤は利用しつつ退院後に向けて栄養食事指導を行った．患者の母親から，弁当として望ましいおかずを教えてほしいとの希望があった．具体的な組合せ例である．**最も適切なのはどれか．1つ選べ**．

(1) あじ竜田揚げ，高野豆腐煮物，コーンサラダ

(2) 卵焼き，筑前煮，きんぴらごぼう

(3) 蒸し鶏，鮭塩焼き，白菜おかか和え

(4) ハンバーグ，しゅうまい，ポテトサラダ

この問題の着眼点

Viewpoint

　クローン病は栄養食事療法が大変重要な疾患で，患者の症状によってもその方法が異なります．病態を把握したうえでの栄養食事療法の選択，指示栄養量に適した食品選択，さらに栄養指導における具体的な食事提案ができるかどうかを問う応用問題です．

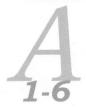

解答と解説

Approach

▶ 患者の症状から，どのような疾患であるかを考えましょう．

▶ この症状における適切な栄養食事療法を考えましょう．

問題 16

患者は 18 歳男性．1 か月前から腹痛や下痢が続き，1 週間前から腹痛増強と 38 ℃の発熱があります．この状況から，クローン病の IOIBD スコアの再燃（活動期）に相当すると考えられます（表 1.18）．IOIBD スコアとは，9 項目とヘモグロビン量からなり，特定疾患調査票とともにも用いられる簡便な指標として使用されています．2 点以上を医療費助成の対象としています．

さらに当日は嘔吐と下血がみられ，イレウス状態と診断されています．イレウスには，閉塞性のイレウスと血行障害がみられる絞扼性のイレウスがありますが，どちらも腸の通過を必要とする食事は禁忌であり，栄養投与法は静脈栄養となります．とくに，クローン病の場合は栄養食事療法が有効な疾患であることが重要です．

栄養投与方法は「腸管を使うことができるか，できないか」で大きく異なります．腸管を使用する **(1) 経口からの流動食**，**(2) 経鼻チューブからの経腸栄養剤**は，イレウス（腸閉塞）のためどちらも使用できません．よって，経静脈栄養法の **(3) 末梢静脈からの維持輸液**，**(4) 中心静脈からの高カロリー輸液**の選択になります．

表 1.18　IOIBD スコア

1	腹痛
2	1 日 6 回以上の下痢あるいは粘血便
3	肛門部病変
4	瘻孔
5	その他の合併症
6	腹部腫瘤
7	体重減少
8	38 ℃以上の発熱
9	腹部圧痛
10	10 g/100 mL 以下のヘモグロビン

1 項目につき 1 点とし，合計スコア数とする．
寛解：スコアが 1 または 0 で，赤血沈，CRP 値が正常化した状態．
再燃：スコアが 2 以上で，赤血沈，CRP 値が異常な状態．

Myren J, et al, The OMGE Multinational InflammatoryBowel Disease Survey 1976-1982. Afurthe report on2657 cases. *Scand J Gastroenterol Supl.*, **95**, 27, (1984).

（1） 経口からの流動食

〇か×か

イレウスでは，腸管を使用する流動食の摂取はできない． ⟹ ✖

（2） 経鼻チューブからの経腸栄養剤

〇か×か

経鼻栄養であっても腸管を経由する経腸栄養剤は使用できない． ⟹ ✖

（3） 末梢静脈からの維持輸液

〇か×か

経静脈栄養は腸管を使用しないため，適切な選択である． ⟹ ◯

（4） 中心静脈からの高カロリー輸液

〇か×か

クローン病は成分栄養剤による栄養食事療法が有効であり，長期的な中心静脈栄養法の必要はない． ⟹ ✖

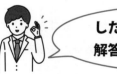

したがって，この問題の解答は（**3**）となります．

問題 17

　クローン病の栄養食事療法の基本は，低脂肪・低残渣食です．この設問は，指示栄養量にみあった主菜の食品構成を考える問題です．脂肪を制限したたんぱく質食品の4つの選択から，たんぱく質30 gを計算します．たんぱく質の計算は，腎臓病の食品交換表の単位を用いて，脂質の少ない食品のたんぱく質量を計算してみましょう．

（1） 白身魚 50 g，鶏肉（皮なし）30 g，鶏卵 30 g，豆腐 50 g

食品変換表では，白身魚 50 g ＝ 3.3 単位，鶏肉（皮なし）30 g ＝ 2 単位，鶏卵 30 g ＝ 1.2 単位，豆腐 50 g ＝ 1.1 単位の合計 7.6 単位となります．

○か×か

低脂肪の食品がバランスよく用いられており，主食を加えると，ほぼ，たんぱく質 30 g の食品構成となるため，適切な選択といえる． ⇒ **○**

(2) 青魚 50 g，鶏肉（皮なし）30 g，鶏卵 30 g，豆腐 50 g

青魚 50 g ＝ 3.3 単位，鶏肉（皮なし）30 g ＝ 2 単位，鶏卵 30 g ＝ 1.2 単位，豆腐 50 g ＝ 1.1 単位，白身魚と青魚のたんぱく質量は，ほぼ同じで合計 7.6 単位となります．

○か×か

青魚は n-3 系多価不飽和脂肪酸が含まれているものの，サバ（例）の脂質量は 8.4 g，白身魚のかれい（例）の脂質量 0.7 g と比べて多い．鶏卵 30 g の脂質は 3 g なので，脂質の指示量 10 g には適さない． ⇒ **✗**

(3) 白身魚 50 g，鶏卵 60 g，豆腐 50 g，普通牛乳 100 g

白身魚 50 g ＝ 3.3 単位，鶏卵 60 g ＝ 2 単位，豆腐 50 g ＝ 1.1 単位，普通牛乳 100 g ＝ 1.1 単位で合計 7.5 単位となります．

○か×か

鶏卵 60 g にすると脂質は 6 g になり，また普通牛乳は脂質が 3〜4 g と多いため，この組み合わせは脂質指示量 10 g には適さない． ⇒ **✗**

(4) 鶏肉（皮なし）50 g，鶏卵 60 g，豆腐 100 g

鶏肉（皮なし）50 g ＝ 2 単位，鶏卵 60 g ＝ 2 単位，豆腐 100 g ＝ 2.2 単位で合計 6.2 単位となります．

○か×か

食品の選択肢が少なく，たんぱく質も少ないため適さない． ⇒ **✗**

したがって，この問題の解答は **(1)** となります．

問題 18

　問 18 は，問 17 の解答の食材を用いた具体的な料理が提案できるかどうかの設問です．設問の料理がどのような食材で作られているか，また調理方法がクローン病に適した低残渣・低脂肪食となっているかを考えます．主菜と副菜の組み合わせは，次の 3 点を満たしましょう．

① 魚，肉，卵，豆腐などの低脂肪で高たんぱく質食品であること
② 脂質の多くない調理法とする（揚げ物や油の多いものを避ける）
③ 食物繊維の少ない食材とする（不溶性食物繊維を避け，水溶性食物繊維を中心にする）

（1）あじ竜田揚げ，高野豆腐煮物，コーンサラダ

〇か×か

　あじ竜田揚げは揚げ物のためクローン病に適さない．また，コーンサラダのコーンは不溶性食物繊維が多く消化がよくない．またドレッシングも注意が必要である．　⇒　✗

（2）卵焼き，筑前煮，きんぴらごぼう

〇か×か

　筑前煮の材料は，通常はれんこんやごぼう，こんにゃくなど食物繊維の多い食材が使われる．また，きんぴらごぼうは不溶性の食物繊維が多い料理で，炒め油も使用するため低残渣食・低脂肪には使用できない．　⇒　✗

（3）蒸し鶏，鮭塩焼き，白菜おかか和え

〇か×か

　蒸し鶏は低脂肪で水分を含んだ良い料理である．また，鮭の塩焼きは油が不要で，白菜おかか和えは茹で料理であり，クローン病に適した献立といえる．　⇒　〇

(4) ハンバーグ，しゅうまい，ポテトサラダ

> ○か×か
>
> ハンバーグは，牛肉と豚肉のひき肉を使用した脂肪の多い料理で適さない．また，ポテトサラダはマヨネーズを使用することで脂質が多くなり適さない．⟹ ✕

したがって，この問題の解答は（3）となります．

● 苦手チェックリスト ●

解答が間違っていたら，チェックリストを参考に関連科目を復習しよう！

	臨床栄養学	☐ クローン病の病態と栄養食事療法を知りましょう．
	臨床栄養学実習	☐ エネルギーの計算は糖尿病食品交換表を使いましょう． ☐ たんぱく質の計算は腎臓病食品交換表を使いましょう． ☐ 食材の脂質や食物繊維など，栄養素の特徴を知りましょう．

類題を解くために

Perspective

　応用力試験では，医療現場の管理栄養士が経験した当日の状態が記載されています．患者の状態から，疾病の栄養食事療法ではどの段階を必要とするかを考えましょう．

　クローン病の場合は，寛解期か再燃期かで大きく栄養食事療法も異なり，注意が必要です．また，指示栄養量を食品にする際に，糖尿病食品交換表によるエネルギー計算と腎臓病食品交換表によるたんぱく質計算で概算することが必要となります．患者へ具体的な食事提案が出来るよう，計算力を身につけておきましょう．

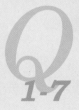

骨粗鬆症の病態理解と栄養指導

解いた日	1回目	／	2回目	／

次の文を読み **問題1**，**問題2**，**問題3** に答えよ．

　K総合病院に勤務する管理栄養士である．整形外科で骨粗鬆症の患者の栄養管理と栄養指導にあたっている．患者は，68歳，女性．腰背部痛のため来院した．5年ほど前から体を動かすときに腰背部痛があり，この1年は痛みが増悪して日中も横になって過ごすことが多い．20歳の頃より身長が4cm低くなった．身長152cm，体重58kg，血圧145/92mmHg．空腹時血液検査値は，総たんぱく質6.9g/dL，アルブミン4.2g/dL，尿素窒素15mg/dL，クレアチニン0.8mg/dL，総コレステロール210mg/dL，トリグリセリド160mg/dL，ALP 195 IU/L（女性の基準82〜211），Ca9.3mg/dL，P3.4mg/dL．喫煙10本/日を40年，圧迫骨折の既往がある．

問題1　患者の骨病変のリスク要因である．**正しいものの組み合わせはどれか．1つ選べ**．

a. 肥満　b. 高血圧　c. 脂質異常症　d. 運動不足　e. 喫煙

(1) aとc　　(2) aとd　　(3) bとe　　(4) cとd　　(5) dとe

問題2　骨粗鬆症に関する記述である．**正しいのはどれか．1つ選べ**．

(1) 骨粗鬆症は，骨の石灰化障害である．

(2) 骨粗鬆症では，血清カルシウム値は正常である．

(3) ビスホスホネート製剤は，骨形成を促進する．

(4) グルココルチコイドの長期投与は，骨粗鬆症のリスクを低下させる．

(5) 定量的超音波測定法（QUS法）は，骨粗鬆症の診断に用いられる．

問題3　日常生活へのアドバイスとして患者の伝える内容である．**最も適切なものを1つ選べ**．

(1) 骨の材料になるカルシウムやリンを含む食品をしっかりとりましょう．

(2) コーヒーを控え，紅茶や緑茶にしましょう．

(3) ビタミンKを多く含む緑黄色野菜や納豆をとりましょう．

(4) 転倒しないよう，できるだけ屋内で過ごしましょう．

妊娠期の疾患（妊娠糖尿病）と栄養指導

解いた日	1回目 　／	2回目 　／

次の文を読み 問題1 ，問題2 ，問題3 に答えよ.

　K総合病院に勤務する管理栄養士である．産科外来で妊産婦の栄養指導にあたっている．患者は，27歳，女性，初産婦．妊娠14週目に尿糖を指摘され，75g経口ブドウ糖負荷試験を実施した．その結果，血糖値は空腹時105 mg/dL，1時間値215 mg/dL，2時間値180 mg/dL であった．身長160 cm，体重57 kg（妊娠前55 kg），血圧120/78 mmHg，尿たんぱく（−），眼底に異常所見なし．母親が2型糖尿病，実姉が出産後に糖尿病と診断された．

問題1 　この患者の病態に関する記述である．**正しいのはどれか．2つ選べ．**

(1) 2型糖尿病である．

(2) 1か月後に50gブドウ糖負荷試験を行うことが推奨される．

(3) 食事や運動で血糖管理が困難な場合には，インスリンを使用する．

(4) 新生児は，高血糖をきたしやすい．

(5) 産後に糖尿病を発症するリスクが高い．

問題2 　この患者の栄養管理として，**最も適切なのはどれか．1つ選べ．**

(1) エネルギー摂取量を1600 kcal程度にする．

(2) 炭水化物エネルギー比率を40％Eにする．

(3) 脂質エネルギー比率を25％Eにする．

(4) 食塩摂取量を6g未満にする．

問題3 　この患者に対する栄養指導として，**最も適切なのはどれか．1つ選べ．**

(1) 主食はパンではなくご飯にしましょう．

(2) カルシウムや鉄をサプリメントで補いましょう．

(3) 肉や魚を控え，野菜中心の食事にしましょう．

(4) 1日の食事を5回程度に分けてとりましょう．

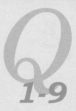

肝硬変で出現する症状と栄養食事療法

解いた日	1回目 ／	2回目 ／

次の文を読み 問題1 ， 問題2 に答えよ.

透析センター K クリニックに勤務する管理栄養士である．消化器病棟を担当し，入院患者の栄養管理を行っている．患者は 56 歳男性，会社員．2 か月前から食欲がなくなり，全身倦怠感が強くなり来院した．32 歳の時にバイクの事故で輸血を受けた既往歴がある．身長 163 cm，体重 52 kg，腹囲 93 cm，Alb 3.0 g/dL，AST 21 U/L，ALT 9 U/L，γGT 61 U/L，T-Bil 0.8 mg/dL，ChE 86 U/L，T-Chol 112 mg/dL，TG 55 mg/dL，検査で C 型ウイルス感染がみつかり，肝硬変と診断された．腹水があるほか，軽度の食道静脈瘤がみつかり，入院により治療が行われた．

問題1 その後，退院前の栄養指導が依頼された．この患者の疾患に対応した食事として，**最も適切なのはどれか．1 つ選べ.**

(1) 食道静脈瘤の予防には，流動食が望ましいですよ．

(2) 腹水の予防には，減塩しましょう．

(3) メタボリックシンドロームの予防には，減量がいいですよ．

(4) 貧血予防には，鉄分を増やしましょう．

(5) 肝性脳症の予防には，食物繊維を減らしましょう．

問題2 退院 1 か月後の食事調査で，妻から患者がよく食べている LES（late evening snack，夜食）について聞き取りをした．LES に手間をかけられず，何をどれだけ食べたらいいのか不安だという．提案できる LES として，**最も適切なのはどれか．1 つ選べ.**

(1) バナナ 1 本（100 g）　　(2) 焼き芋 1/2 本（150 g）

(3) とうもろこし 1/2 本（90 g）　　(4) ソーセージ 3 本（90 g）

(5) 枝豆（鞘付き 140 g）

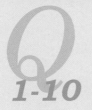

透析療法をうける患者への栄養指導

解いた日	1回目　　／	2回目　　／

次の文を読み 問題1 ， 問題2 に答えよ．

　K病院に勤務する管理栄養士である．現在，腎臓病棟を担当している．先日，末期腎不全（CKDステージ4）の患者を対象とした透析準備として血液透析と腹膜透析の違いについて，医師と看護師から説明があった．そのあとに食事指導を行ったが患者の食事を担当している妻は，透析方法によって今まで行ってきた慢性腎臓病（CKD）ステージ4の食事が異なると知り，戸惑いは大きい．そこで，食事を簡単に整理して説明することとした．患者は68歳，男性．身長165cm，体重62kgである．

問題1 　血液透析をはじめる患者に対して，食事内容をCKDステージ4と比較して説明した．その時の言葉として**最も適切なのはどれか．1つ選べ**．

(1) 摂取エネルギーは今までと同じです．

(2) たんぱく質の量は今までと同じです．

(3) カリウムは今よりも制限してください．

(4) 食塩は制限が無くなります．

(5) リンの量は今までと同じです．

問題2 　また，腹膜透析が血液透析の栄養食事療法と異なることを説明した．その時の妻の感想として，栄養食事療法を理解している言葉はどれか．**最も適切なのを2つ選べ**．

(1) 腹膜透析は，血液透析より生野菜や生果物が食べられるのですね．

(2) 腹膜透析は，血液透析より水分制限が厳しいのですね．

(3) 血液透析も腹膜透析も，牛乳や小魚などのカルシウムをとったほうがいいのですね．

(4) 腹膜透析のご飯の量は，血液透析より少なくなるのですね．

(5) 血液透析では，たんぱく質制限は継続するのですね．

A
1-7

解答と解説

問題 1　解答（5）

a. 肥満 ⇒ ✗

骨粗鬆症では，肥満ではなくやせがリスク因子になります．体重が重い人は身体を支えるため，骨が丈夫になります．一方，若い女性などで無理なダイエットをすると，骨量が減り骨粗鬆症の大きなリスクとなるため注意が必要です．

b. 高血圧 ⇒ ✗

高血圧のみでは骨粗鬆症をきたしません．

c. 脂質異常症 ⇒ ✗

脂質異常症のみでは骨粗鬆症をきたしません．

d. 運動不足 ⇒ ○

運動不足は，骨粗鬆症のリスク要因です．適度な運動によって骨に一定以上の負荷をかけると，カルシウムの利用効率が上がり骨芽細胞の働きが活発になります．本症例の場合，痛みをコントロールしながら専門家の指導のもと，適度に体を動かすことが有効です．

e. 喫煙 ⇒ ○

喫煙は，骨粗鬆症のリスク要因です．喫煙により食欲低下をきたすほか，胃腸の働きが抑制されてカルシウムの吸収が低下します[※1]．

※1 また女性では，骨から血液中へのカルシウムの流出を防ぐ女性ホルモン（エストロゲン）の分泌が抑制されるため，閉経後に骨量が減少し骨粗鬆症が増加します．

問題2　解答（2）

(1) 骨粗鬆症は，骨の石灰化障害である．⇒ ✗

　骨粗鬆症は，骨強度の低下により骨折しやすくなった病態をいいます．また，骨強度は骨密度と骨質の2つの要因から規定されています．骨の石灰化が障害されて起こるのは骨軟化症で，ビタミンD欠乏やビタミンDの活性化障害などを原因とします．

(2) 骨粗鬆症では，血清カルシウム値は正常である．⇒ ◯

(3) ビスホスホネート製剤は，骨形成を促進する．⇒ ✗

　ビスホスホネート製剤は，破骨細胞に作用して骨吸収を抑制する作用があります．ただし，腸での吸収率が低く，食後に服用すると金属イオンとキレートを作ってさらに吸収率が下がります．また，食道に長くとどまると炎症や潰瘍が生じるため，空腹時に十分な水とともに内服する必要があります．1日1回投与製剤のほか，週1回投与製剤，月1回投与製剤があります．

(4) グルココルチコイドの長期投与は，骨粗鬆症のリスクを低下させる．⇒ ✗

　グルココルチコイドの長期投与は骨粗鬆症のリスクを高めます．グルココルチコイドには，カルシウムの小腸からの吸収や尿細管からの再吸収を抑制する作用，エストロゲンの分泌を抑制する作用があり，骨粗鬆症のリスク因子となります．

(5) 定量的超音波測定法（QUS法）は，骨粗鬆症の診断に用いられる．⇒ ✗

　QUS法※1はおもに踵骨の骨量を測定するもので，この検査だけでは診断はできません．骨粗鬆症の診断に標準的に用いられているのはDXA法※2です．2種類の異なるエネルギーのX線を照射し，骨と軟部組織の吸収率の差に基づいて骨密度を算出する方法で，診断には腰椎および大腿骨近位部の結果を用いることが推奨されています．

※1　QUS法，quantitative ultrasound
※2　DXA法（二重X線吸収法），Dual Energy X-ray Absorptiometry

問題3　解答（3）

(1) 骨の材料になるカルシウムやリンを含む食品をしっかりとりましょう．⇒ ✗

　カルシウムは摂取が推奨される栄養素です．しかし，リンを過剰に摂取するとリン酸カ

ルシウム結晶の産生が促進し，カルシウムの吸収を阻害します．また，血清リン値が高くなると，PTH※1（副甲状腺ホルモン）が分泌されて，尿細管におけるリンの再吸収を低下させます．同時に，PTHは骨吸収を促進するため，カルシウムが骨から血中に移行してしまいます．リンは，インスタント食品や加工食品，清涼飲料水などに多く含まれています．なお，患者のカルシウムの摂取推奨量は 650 mg/日，リンの目安量は 800 mg/日です※2．

(2) コーヒーを控え，紅茶や緑茶にしましょう．⇒ ✗

　コーヒーにはカフェインが多く含まれます．カフェインを過剰に摂取すると，カルシウムの尿中排泄が増加します．コーヒーほどではありませんが，紅茶や緑茶にもカフェインは含まれているため，これらの過剰摂取も控えるべきです．

(3) ビタミンKを多く含む緑黄色野菜や納豆をとりましょう．⇒ ○

　骨粗鬆症においてビタミンDのほか，積極的にとりたいビタミンはビタミンKです．
　ビタミンKはオステオカルシンの形成に関与しています．オステオカルシンとは，骨芽細胞で産生・分泌されるホルモンで，骨へのカルシウムの沈着を促進します．なお，患者の摂取目安量はビタミンDが 5.5 μg/日，ビタミンKが 150 μg/日です※2．

(4) 転倒しないよう，できるだけ屋内で過ごしましょう．⇒ ✗

　患者は痛みもあって，生活のほとんどを屋内で過ごしています．カルシウムの吸収を促すビタミンDは，適度な紫外線を浴びることで皮膚でも合成することができます．転倒に気をつけながら，屋外にでる時間を設けましょう．

※1 PTH, parathyroid hormone　※2『日本人の食事摂取基準（2020年版）』による．

ステップアップしよう

Advice

　骨疾患では骨粗鬆症と骨軟化症がよく出題されるので，その病態や血液検査結果の違いを整理しておきましょう．また，カルシウムの代謝に重要な役割を果たす副甲状腺ホルモン（PTH）の作用もあわせて理解しておきましょう．

A 1-8 解答と解説

問題 1 　解答 (3)，(5)

(1) 2型糖尿病である． ⇒ ✕

　患者は妊娠糖尿病です．妊娠糖尿病とは，妊娠中にはじめて発見または発症した糖代謝異常をいいます．妊娠糖尿病の場合，75 g 経口ブドウ糖負荷試験において，空腹時血糖値 92 mg/dL 以上，1 時間値 180 mg/dL 以上，2 時間値 153 mg/dL 以上のいずれか 1 点を満たせば診断されます．本症例では，3 つとも該当しています．なお，明らかな糖尿病は，空腹時血糖値 126 mg/dL 以上，2 時間値 200 mg/dL 以上のいずれかと，HbA1 c などの基準を満たしていることが条件となります．

(2) 1か月後に 50 g ブドウ糖負荷試験を行うことが推奨される． ⇒ ✕

　50 g ブドウ糖負荷試験は，妊娠中期に行われる耐糖能スクリーニングです．初期のスクリーニングで陰性であった妊婦や，75 g 経口ブドウ糖負荷試験で基準を満たさなかった妊婦に対して実施されます．本症例は妊娠糖尿病と診断できるので，それ以降のスクリーニングは不要です．

(3) 食事や運動で血糖管理が困難な場合には，インスリンを使用する． ⇒ ◯

　インスリンは胎盤を通過しませんが，経口血糖降下薬は胎盤を通過するものがあり，その安全性も確認されていないため，胎児の発育に影響を及ぼす可能性があります．また，インスリンによる治療のほうが，より確実に血糖値を下げることができるため，母体の血糖コントロールはインスリンを用いて行います．

(4) 新生児は，高血糖をきたしやすい． ⇒ ✕

　母体の血糖値が高いと，胎児は高濃度のグルコースにさらされるため，それに反応して高濃度のインスリンを産生します．臍帯が切られると新生児へのグルコースの供給は途絶えますが，しばらくはインスリン産生を続けることから，新生児は低血糖をきたしやすくなります．

（5） 産後に糖尿病を発症するリスクが高い． ⇒ ◯

妊娠糖尿病では，出産後にいったん，血糖値が正常化しても，その後，糖尿病の境界型（予備軍）や糖尿病になりやすいことが知られています．定期的に健診を受け，血糖値などをみていくことが推奨されます．

問題 2 解答（3）

（1） 摂取エネルギー摂取量を 1600 kcal 程度にする． ⇒ ✕

患者の必要エネルギー摂取量は約 1,900 kcal になります．「標準体重（身長 m ×身長 m × 22）kg × 30 kcal」の式にあてはめて算出します．また，患者は，妊娠前の BMI が肥満を示す 25 kg/m² を下回っていたことから[1]，それに 200 kcal を付加します．なお，妊娠中期には＋250 kcal とする考え方もあります．

必要エネルギー摂取量 ＝ （1.6 × 1.6 × 22）× 30 ＋ 200 ≒ 1,890

※1 BMI ＝ 55 kg ÷ (1.6 m×1.6 m) ≒ 21.5

（2） 炭水化物エネルギー比率を 40％ E にする． ⇒ ✕

糖尿病治療ガイド 2020-2021 によるとエネルギーの 40〜60％を炭水化物からとるのが適切とされています．炭水化物比率が低いと，脂肪が分解されてケトン体を生じ，ケトアシドーシスをきたすおそれがあります．

ケトアシドーシスでは，腹痛や吐き気，深くて早い呼吸などが現れ，重症化すると意識障害や昏睡に陥り，生命に危険が生じることもあります．40％ E は基準範囲の中でも下限であること，またほかに適切な選択肢があることから最も適切なものとして選択されません．

（3） 脂質エネルギー比率を 25％ E にする． ⇒ ◯

炭水化物エネルギー比率を 50〜60％ E，たんぱく質が 15〜20 ％ E 程度とすると，脂質エネルギー比率 25％ E は妥当です．

（4） 食塩摂取量を 6 g 未満にする． ⇒ ✕

患者は高血圧症ではないので食塩摂取量を 6 g 未満に制限する必要はありません．妊婦では循環血液量を維持することが大切で，妊娠高血圧症候群であっても厳しい食塩制限は推奨されません．そのため，食塩の摂取目標は 10 g 以下です．

問題3　解答（4）

（1）主食はパンではなくご飯にしましょう. ⇒ ✕

パンは，小麦を粉砕し小麦粉を原料として作ります．一般的に粉食に比べて粒食のほうが食後の血糖上昇が緩やかです．一方で，パンは脂肪を含み，脂肪は急激な血糖上昇を抑制することが知られています．一概にどちらがよいとはいえず，ご飯を基本に患者の嗜好を加味してパン食も適宜取り入れるとよいでしょう．

（2）カルシウムや鉄をサプリメントで補いましょう. ⇒ ✕

問題文の情報からでは，貧血や骨に問題がある様子はうかがえないため，すぐにサプリメントの使用を推奨することは適切ではありません．また，食事摂取状況の詳細がわからないため，まずは，それを確認したうえで適切な食事について指導し，必要があればサプリメントの利用も視野に入れましょう．

（3）肉や魚を控え，野菜中心の食事にしましょう. ⇒ ✕

肉や魚は重要なたんぱく源であるため，適量の摂取は不可欠です[1]（20歳代妊婦の推奨量は55 g）．野菜はビタミンやミネラル，食物繊維の供給源として重要です．食後の高血糖を抑制するためにも，毎食100～150 gの摂取を目標に具体的な摂取方法の指導をすべきであり，食事を"野菜中心"と表現するのは適切ではありません．

※1『日本人の食事摂取基準（2020年版）』による.

（4）1日の食事を5回程度に分けてとりましょう. ⇒ ◯

決められた栄養量の食事を，5～6回に分けて摂取することが推奨されています（分割食）．回数を多くすることで，食後の血糖変動幅を縮小させることができ，低血糖も起こしにくくなります．

ステップアップしよう

Advice

妊産婦の疾患では，妊娠高血圧症候群とともにこの妊娠糖尿病が頻出分野です．糖尿病とは診断基準や血糖値の管理目標が違うので確実に理解しておきましょう．薬物療法ではインスリンを使用することがポイントです．

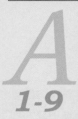

解答と解説

問題1　解答（2）

（1）食道静脈瘤の予防には，流動食が望ましいですよ．⇒ ✕

　食道静脈瘤とは，食道粘膜下層にある静脈が瘤のように盛り上がった状態です．食道静脈瘤が破裂した場合は大量の吐血や下血などが生じ，命の危険性もあります．食事は，治療翌日から流動食を開始し，硬いものや刺激の強いものを避けながら徐々に食事を増やしていきます．退院後に流動食にする必要ありません．

（2）腹水の予防には，減塩しましょう．⇒ 〇

　腹水は，肝硬変などアルブミンの低下（膠質浸透圧の低下）によって生じた細胞外液が，門脈圧が亢進することで腹腔内に溜った状態です．食塩を過剰に摂取すると体内の水分量が増えて，さらに腹水が多くなります．過剰な体内水分を減らすためにも，食塩制限は予防にも治療にも必要となります．

（3）メタボリックシンドロームの予防には，減量がいいですよ．⇒ ✕

　この患者のBMIは19.6と低く，減量する必要はありません．

（4）貧血予防には，鉄分を増やしましょう．⇒ ✕

　貧血予防には鉄分が必要ですが，C型肝炎の場合は鉄の蓄積が必要以上に多くなり，鉄を多く摂取すると活性酸素が増えて肝臓を悪化させてしまいます．フェリチン値が高いC型肝炎では，鉄を制限した食事が勧められます．

（5）肝性脳症の予防には，食物繊維を減らしましょう．⇒ ✕

　肝性脳症は，摂取したたんぱく質や筋肉などから生じたアンモニアが，肝臓で尿素に分解されず，血中に増加した状態です．意識障害や行動異常などが現れます．治療には，食物繊維を増やして，腸管内のアンモニアを便として排出するほか，ラクチュロースという便秘薬が用いられます．

問題 2　解答（2）

(1) バナナ 1 本（100 g）…… 80 kcal ⇒ ✕

　バナナ 1 本は，糖尿病食品交換表の 1 単位 80 kcal であり，炭水化物の多い食品ですがエネルギーが不足しています．

(2) 焼き芋 1/2 本（150 g）…… 200 kcal ⇒ ○

　さつま芋は 80 g が 1 単位です．さつま芋は，炭水化物の多い食品であり，150 g 摂取すると 200 kcal になるため，LES[※1]（夜食）に適しています．

※1　LES, Late Evening Snack

---

(3) とうもろこし 1/2 本（90 g）…… 80 kcal しかない ⇒ ✕

　ともろこしは 1/2 本が 1 単位 80 kcal です．炭水化物中心の食品ですが，量が少なくエネルギーが不足しています．

(4) ソーセージ 3 本（90 g）…… 240 kcal，たんぱく質中心 ⇒ ✕

　エネルギーは 240 kcal ありますが，たんぱく質の多い食品のため，LES には適していません．

(5) 枝豆（鞘付き 140 g）……約 80 kcal，たんぱく質中心 ⇒ ✕

　鞘つきの枝豆は 1 単位約 80 kcal で，エネルギーが不足しています．また，大豆はたんぱく質が多く，LES には適していません．

ステップアップしよう

Advice

　肝硬変の患者さんは，夜中の就寝中に肝臓のグリコーゲンが枯渇してエネルギーが不足します．この時に低血糖が生じ，体タンパクの異化が亢進するので，就寝前に炭水化物を中心とした 200 kcal 相当の夜食（LES）を摂ることが勧められます．応用力試験では，食品と重量が出てきますが，糖尿病食品交換表からエネルギーを算出する必要があります．交換表の内容は，覚えておきましょう．

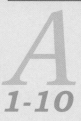

解答と解説

問題 1　解答（1）

（1）エネルギーは今までと同じです．⇒ ○

CKD ステージ 4 の食事療法はエネルギー 25〜35 kcal/ kgBW/日，血液透析（HD^{※1}）と腹膜透析（PD^{※2}）はエネルギー 30〜35 kcal/ kgBW/日であることから，現在のエネルギー量と大きな違いは生じません．エネルギー補正は体重減少や過体重の時に必要となりますが，この症例では標準体重内にあるため現行と同じといえます．

※ 1 HD, hemodialysis　※ 2 PD, Peritoneal dialysis

（2）たんぱく質の量は今までと同じです．⇒ ✗

CKD ステージ 4 のたんぱく質量は 0.6〜0.8 g/ kgBW/日，血液透析と腹膜透析は 0.9–1.2 g/ kgBW/日であることから，食事のたんぱく質量は多くなります．

（3）カリウムは今よりも制限してください．⇒ ✗

CKD ステージ 4 のカリウムは 1500 mg/日以下の制限ですが，血液透析は 2000 mg/日以下の制限，一方で，腹膜透析では制限がありません．血液透析を始めた場合は，カリウム制限は継続されますが，現在よりも制限が厳しくなるのは間違いです．

（4）食塩は制限が無くなります．⇒ ✗

食塩制限は 3 g 以上 6 g 未満と，現在も透析後も同じ食塩制限が必要です．腹膜透析の食塩量（g）は，PD 徐水量（L）× 7.5（g）＋尿量（L）× 5（g）で計算されますが，塩分をとりすぎると，むくみや高血圧を引き起こすため減塩が必要です．

（5）リンの量は今までと同じです．⇒ ✗

CKD ステージ 4 のリンは指定がありませんが，血液透析と腹膜透析は，たんぱく質量（g）× 15 未満 mg/日となります．透析をすると，リンの制限が厳しくなると考えます．

問題 2   解答（1），（4）

（1）腹膜透析は，血液透析より生野菜や生果物が食べられるのですね．⇒ ○

　血液透析のカリウムは 2000 mg/日以下ですが，腹膜透析は腹膜からカリウムが除去されるため，カリウムの制限はありません．そのため，生野菜や果物を食べられます．

（2）腹膜透析は，血液透析より水分制限が厳しいのですね．⇒ ✕

　腹膜透析は徐水量や飲水量，尿量（尿が出ている場合），汗や呼吸などを考慮して調整します．血液透析の場合は 1 回の透析の徐水量は体重の 3〜5％以内が理想的なので，体重管理とともに水分制限は厳しくなります．喉の渇きを起こさないよう食塩制限も重要です．

（3）血液透析も腹膜透析も，牛乳や小魚などのカルシウムをとったほうがいいのですね．
⇒ ✕

　透析患者は，ビタミン D 活性が低下しカルシウム吸収が阻害され，骨が弱くなります．しかし，カルシウムが多い牛乳や小魚はリンが多く，高リン血症のリスクが大きくなります．食事療法ではリン制限を中心に，カルシウムは必要に応じて薬剤で調整します．

（4）腹膜透析のご飯の量は，血液透析より少なくなるのですね．⇒ ○

　どちらの透析療法もエネルギー量は 30〜35kcal/kgBW/日ですが，腹膜透析は透析液にブドウ糖が含まれるため，ブドウ糖のエネルギー量を必要栄養量から，200〜300kcal 程度を差し引きます．そのため血液透析より米飯の量が少なくなります．

（5）血液透析では，たんぱく質制限は継続するのですね．⇒ ✕

　血液透析のたんぱく質量は 0.9〜1.2g/kgBW/日のため，健常者の食事と同様のたんぱく質を摂取できます．ただし，たんぱく質を増やすとカリウムやリンが多くなるため，カリウムやリンは厳しく制限・管理する必要があります．

ステップアップしよう

Advice

　血液透析と腹膜透析のメリット・デメリットを知り，日本透析医学会ガイドラインに示される食事療法も説明できるようにしましょう．

2章

公衆栄養学を
中心とした問題

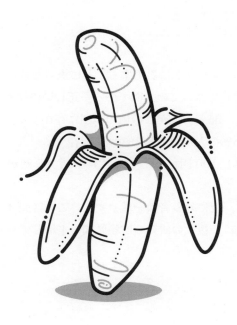

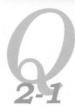

エビデンス（科学的根拠）に もとづいた情報
～コホート研究，相対危険，信頼区間～

● 第 31 回管理栄養士国家試験（2017 年）より ●

| 解いた日 | 1 回目 | ／ | 2 回目 | ／ |

次の文を読み 問題1 ，問題2 ，問題3 に答えよ．

　K 健康保険組合に勤務する管理栄養士である．糖尿病予防教室を担当している．次回の教室のために，食物繊維摂取量と糖尿病の発症に関して発表された研究結果をもとに，教材のリーフレットを作成している．

問題1　リーフレットに引用する研究情報として重視される条件である．**最も適切なのはどれか．1 つ選べ．**

(1) 新聞に取りあげられていること．
(2) 食品企業のホームページに掲載されていること．
(3) 学術誌に掲載されていること．
(4) 学会で口頭発表されていること．

問題2　図 2.1 は，リーフレットに引用することに決めたコホート研究の結果である．図中の「95％信頼区間」についての説明である．**正しいのはどれか．2 つ選べ．**

(1) 調査対象者のうち，95％の人がこの値の範囲に存在する．
(2) 母集団のうち，95％の人がこの値の範囲に存在する．
(3) 同じ研究を繰り返し 100 回行ったと仮定すると，95 回がこの値の範囲に存在する．
(4) 同じ研究において，仮に対象者数を増やすと，この区間は狭くなる．
(5) メタアナリシスでは，複数の研究の信頼区間を平均して求める．

過去問を徹底分析

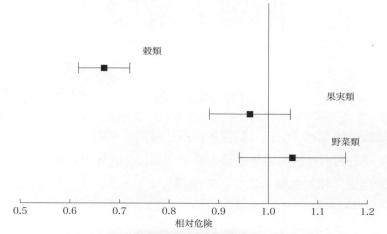

図 2.1　摂取源別食物繊維摂取量と糖尿病発症との関連

※摂取量が少なかった人たちと比べた，摂取量が多かった人たちの糖尿病発症の相対
危険（■部分）と 95％信頼区間（横線部分）

問題3　研究結果（図2.1）の解釈である．**正しいのはどれか．2つ選べ**．

(1) 穀類由来の食物繊維摂取量が多いと，糖尿病の発症率が低くなる．

(2) 果実類由来の食物繊維摂取量が多いと，糖尿病の発症率が高くなる．

(3) 果実類由来の食物繊維摂取量が多いと，糖尿病の発症率が低くなる．

(4) 野菜類由来の食物繊維摂取量が多いと，糖尿病の発症率が高くなる．

(5) 野菜類由来の食物繊維摂取量と，糖尿病の発症の関連はない．

この問題の着眼点

Viewpoint

　食に関するさまざまな情報が氾濫するなか，栄養教育で使用する内容は，エビデンス（科学的根拠）にもとづいた内容でなければなりません．取り扱う情報が正しいかどうか判断できるようになることを目指しましょう．

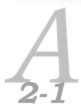

解答と解説

Approach

正解に到達するために

▶ 情報の信頼度はエビデンス（科学的根拠）有無で判断しましょう．
▶ コホート研究および研究結果を読み解くために，統計の基礎を理解しましょう．
▶ 95%信頼区間，相対危険度について理解しましょう．

問題 1

　インターネットなどには**エビデンス**（科学的根拠）の有無よりも，食物や食品成分について体によいか悪いかで過小または過大評価する情報が溢れています．これを**フードファディズム**といいます．

　信頼できる情報もありますが，エビデンスのない情報が目につきやすく，そのなかで健康・栄養関連の情報が信頼できるものかどうかを見極めることは，管理栄養士の重要な職務の1つです．管理栄養士が誤った情報に影響されることを避けるために，図2.2に記された5つのステップを参考に判断しましょう．ただし，将来的に評価結果が変わる場合もあることを意識しておきましょう．

(1) 新聞に取りあげられていること．　(2) 食品企業のホームページに掲載されていること．

　新聞はスポーツ新聞から経済新聞までさまざまな種類があり，おのずとその信頼性は新聞の種類によって異なります．なぜなら，図2.2のステップ5まで確認した結果がニュースになった場合でも，新聞によっては，結果の一面だけを強調しそれ以外の出来事について記載がないことも十分に考えられるからです．同じように，食品企業のHPでは，自社製品に有利な情報を強調して掲載していることが考えられます．

○か×か？

　(1)，(2) ともに個人が編集したインターネットなどの情報より信頼性は高いが，各社の判断によって内容が異なる場合や極端に強調されていることが考えられる．　⟹　✗

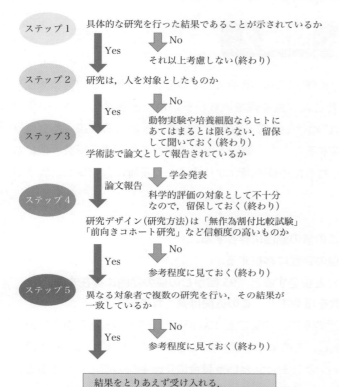

ステップ1　具体的な研究を行った結果であることが示されているか
　　　　　↓Yes　↓No
　　　　　　　　それ以上考慮しない（終わり）

ステップ2　研究は，人を対象としたものか
　　　　　↓Yes　↓No
　　　　　　　　動物実験や培養細胞ならヒトに
　　　　　　　　あてはまるとは限らない，留保
　　　　　　　　して聞いておく（終わり）

ステップ3　学術誌で論文として報告されているか
　　　論文報告↓　↓学会発表
　　　　　　　　科学的評価の対象として不十分
　　　　　　　　なので，留保しておく（終わり）

ステップ4　研究デザイン（研究方法）は「無作為割付比較試験」
　　　　　　「前向きコホート研究」など信頼度の高いものか
　　　　　↓Yes　↓No
　　　　　　　　参考程度に見ておく（終わり）

ステップ5　異なる対象者で複数の研究を行い，その結果が
　　　　　　一致しているか
　　　　　↓Yes　↓No
　　　　　　　　参考程度に見ておく（終わり）

結果をとりあえず受け入れる．
ただし，将来結果がくつがえる可能性を
頭に入れておく．

**図2.2　情報を正しく扱うための5つの
　　　　　ステップ**

坪野吉孝，「健康食品を安易に使うことは勧め
られない」，がんサポート12月号，エビデンス
社 (2007) を改変．

（3）学術誌に掲載されていること．　（4）学会で口頭発表されていること．

　学術誌に掲載された論文となると，掲載するにあたって専門家による審査があり，（1）～
（4）のなかでは一番エビデンスのレベルが高いといえます．一方で，学会での口頭発表は，専
門家による審査はなく，発表した個人の意見とみるのが妥当です．

○か×か？

　同じ論文の内容であっても，口頭発表と学術誌への掲載では，複数人の専門家に審査さ
れたかどうかでエビデンスの高さが異なる．よって （3）⇒ ○，（4）⇒ ×

したがって，この問題の
解答は（3）となります．

問題2

　問題文にある**コホート研究**とは，分析疫学における手法の1つです．**コホート**（対象集団）を，共通した要因に暴露した集団（たとえば食物繊維摂取が多い群）と暴露していない集団（たとえば食物繊維摂取が少ない群）にわけて追跡・観察し，研究対象となる疾患（たとえば糖尿病）にかかる確率を調査して比較することで，要因と疾患の関連を検討する研究手法になります．追跡・観察をして結果が得られるため**長期間**かかりますが，正確に危険率を計算することができます．

(1)　調査対象者のうち，95％の人がこの値の範囲に存在する．

(2)　母集団のうち，95％の人がこの値の範囲に存在する．

(3)　同じ研究を繰り返し100回行ったと仮定すると，95回がこの値の範囲に存在する．

(4)　同じ研究において，仮に対象者数を増やすと，この区間は狭くなる．

　95％信頼区間とは，母平均（母集団の平均）の推定を100回行った時，95回の割合で母平均を含んでいる区間のことです．ただし，どのような標本も（たとえば，母集団内のA集団の平均身長が165.8cm，B集団の平均身長は163.5cmという具合に）母平均の値に一致することはありません．このように母平均を正確に示すことが出来ないため，母平均が存在する確率の高い場所を「この辺りにあるはず」と範囲で示します．これを区間推定といいます．

○か×か？

　信頼区間とは，95％の確率で母集団の真の値，すなわち母平均が含まれる範囲を指す．これは，調査対象者や母集団の95％の人という意味ではない．（1）と（2）⟹　✖

　一方で，95％信頼区間では母数（サンプル数）が大きいほど信頼区間の幅は狭くなり，信頼性は高くなる．（3）と（4）⟹　○

---

(5)　メタアナリシスでは，複数の研究の信頼区間を平均して求める．

　メタアナリシスとは，よく似た複数の研究結果を統計学的に統合し，統合値と信頼区間を計算して，定量的統合を行うことです．ある要因が特定の疾患と関係するかを解析する統計手法といえます．臨床分野で治療効果の違いを取り扱う際に多く用いられます．

○か×か？
メタアナリシスは信頼区間を平均して求めるものではない．　⟹　✗

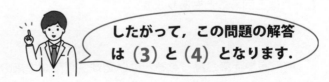

したがって，この問題の解答は（3）と（4）となります．

問題3

　相対的危険度とは，危険因子の暴露群と非暴露群における疾病の頻度（罹患リスク）を比で表現したものです．

　図 2.1 から，相対危険度が 1 を下回れば，食物繊維摂取量が少なかった人に比べて，多かった人は糖尿病発症率が低下すると読み取れます．ほかにも，食物繊維をどの食品類から摂るかにより相対危険度が異なっていることがわかります．

（1）穀類由来の食物繊維摂取量が多いと，糖尿病の発症率が低くなる．

　穀類由来の食物繊維は相対危険度，95％信頼区間ともに 1 を下回っていることを確認しましょう．

○か×か？
図 2.1 から，糖尿病発症率が低下するといえる．（1）⟹　○

（2）果実類由来の食物繊維摂取量が多いと，糖尿病の発症率が高くなる．

（3）果実類由来の食物繊維摂取量が多いと，糖尿病の発症率が低くなる．

　果物由来の食物繊維は相対危険度 1 を下回っていますが，95％信頼区間は 1 を下回ることもあれば上回ることもあります．

○か×か？
果実類由来の食物繊維摂取量と糖尿病の発症率に関連はないといえる．（2）と（3）⟹　✗

（4）野菜類由来の食物繊維摂取量が多いと，糖尿病の発症率が高くなる．

（5）野菜類由来の食物繊維摂取量と，糖尿病の発症の関連はない．

　野菜由来の食物繊維は相対危険度 1 を上回っていますが，95%信頼区間は 1 を下回ることもあれば上回ることもあります．

2章
公衆栄養学を中心とした問題

○か×か？
　糖尿病発症率が高くなるとはいえず，野菜類由来の食物繊維摂取量と糖尿病の発症率に関連はないといえる．よって（4）⇒ ✕，（5）⇒ ○

> したがって，この問題の解答は（5）となります．

● 苦手チェックリスト ●

解答が間違っていたら，チェックリストを参考に関連科目を復習しよう！

| | 公衆栄養学 | □ 結果に示された相対危険度について，正しく読み取れるようになろう． |
| | | □ 95%信頼区間を理解しよう． |

> 類題を解くために

Perspective

　いかなる栄養教育においても，使用する資料はエビデンスのあるものを用いなければなりません．また，基礎となる統計手法を理解しておきましょう．

栄養指導員，特定給食施設，栄養管理実施報告書を取り扱う問題

● 第 31 回管理栄養士国家試験（2017 年）より ●

| 解いた日 | 1 回目　　／ | 2 回目　　／ |

過去問を徹底分析

次の文を読み 問題 4 ， 問題 5 に答えよ．

K 保健所で働く管理栄養士である．管内の特定給食施設の指導・支援を担当している．W 事業所より，図 2.3 のように平成 27 年 2 月分の栄養管理実施報告書が提出された．

問題 4 この施設の栄養管理上の課題としてあげられるものである．**最も適切なのはどれか．1 つ選べ．**
(1) 利用者の身体状況にもとづいた給与栄養目標量の設定
(2) 利用者の嗜好への配慮
(3) 利用者への献立に関する情報提供
(4) 衛生管理マニュアルに沿った点検

問題 5 W 事業所とともに改善目標を設定し，保健所として行う支援である．**最も適切なのはどれか．1 つ選べ．**
(1) 利用者の嗜好を考慮した献立作成技術の支援
(2) 最新調理機器活用法の勉強会の開催
(3) 栄養情報に関する啓発資材の紹介
(4) 健康管理部門と給食部門との連携の提案

給食の概要		
1 給食の位置づけ	☑利用者の健康づくり □望ましい食習慣の確立 ☑十分な栄養素の摂取	
	□安価での提供 ☑楽しい食事 □その他( )	
2 給食会議	☑有(頻度： 4回/年) □無	
3 作成している帳票類	☑献立表 ☑作業指示書 ☑作業工程表	
4 衛生管理	衛生管理マニュアル ☑有 □無 衛生点検表の活用 ☑有 □無	
5 安全衛生委員会と給食運営の連携	☑有 □無	
6 健康管理部門と給食部門との連携	□有 ☑無	
7 利用者食事アンケート	☑有(頻度： 3回/年) □無	

利用者の把握	
【利用者の把握】 年1回以上施設が把握しているもの ☑性別 ☑年齢 □身体活動レベル □身長 □体重 □BMI □やせ・肥満者の割合 □生活習慣(給食以外の食事状況、運動・飲酒・喫煙習慣等) □疾病・治療状況(健診結果・既往歴(アレルギー含む))	【利用者に関する把握・調査】 1 食事の摂取量 □実施 ☑実施していない 2 嗜好・満足度 ☑実施 □実施していない 3 その他( )

栄養計画	
1 給与栄養目標量の種類	☑1種類のみ □( )種類 □設定していない
2 給与栄養目標量を設定するために使用している項目	☑性別 ☑年齢 □身体活動レベル □身長 □体重 □その他
3 給与栄養目標量の設定対象の食事	□朝食 ☑昼食 □夕食 □夜食
4 給与栄養目標量の設定日	平成25年4月

情報提供
☑栄養成分表示 ☑献立表の提供 □卓上メモ ☑ポスターの提示 □給食だより等の配布 ☑実物展示 □その他

施設の自己評価・改善したい内容等
利用者の健康にも配慮し，利用者を増やす．

図2.3　栄養管理実施報告書（一部抜粋）

※該当する項目には✓をつけている．

この問題の着眼点

Viewpoint

　特定給食施設である事業所給食の位置づけは，健康増進法の施行後，福利厚生から従業員の健康の保持・増進，生活習慣病予防を目的とする健康管理のツールへとシフトし，有効なポピュレーションアプローチとなりました．そのため，利用者を十分把握したうえで，食事提供をすることが必要です．行政管理栄養士の職務のひとつである栄養指導員として，特定給食施設指導時の栄養管理実施報告書の活用について整理していきましょう．

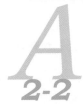

解答と解説

Approach

正解に到達するために

▶ 特定給食施設におけるポピュレーションアプローチ（p. 112 を参照）について理解しよう.
▶ 栄養指導員の職務を理解しよう.

問題 4

　特定給食施設は「特定かつ多数の人に対して継続的に食事を供給する施設のうち 1 回 100 食以上または 1 日 250 食以上の食事を提供する施設」を指します[※1]. 栄養管理実施報告書とは, 特定給食施設の設置者もしくは管理者に対し, 栄養管理状況を把握するため各自治体の定める特定給食施設等指導実施要領等に基づいて, 給食施設基礎調査とともに毎年 1～2 回提出させる報告書を指します. これにより, 行政管理栄養士が栄養指導員として立入検査して, その結果に基づく行政指導, 助言を行います（根拠法令：健康増進法第 20 条～第 24 条）.

　図 2.3 の栄養管理実施報告書から読み取れることとして, 良い点, 課題がそれぞれあげられます. これらの考えられる要素から, 解答を検証してみましょう.

※1 健康増進法第 20 条第 1 項及び同施行規則第 5 条

（a）良い点

　衛生管理マニュアルにもとづいた点検表の活用および安全衛生委員会と給食運営の連携がなされており, 衛生面は問題ないと考えられます. また, 利用者に対して, 嗜好・満足度調査の実施や献立表の提供のほか, 栄養成分表示, ポスター掲示, 実物展示などが実施されています.

（b）課題

　施設の給食内容の改善などについて, 定期的に話し合う給食会議は年 4 回開催されていますが, 健康管理部門と給食部門の連携がありません, そのため給食会議は給食部門のみで開催されていると推測できます. したがって, 給与目標量を決定する要素は性別と年齢だけになることがわかります.

（1）利用者の身体状況にもとづいた給与栄養目標量の設定

　給与栄養目標量は利用者の身体計測値から算出すべきですが，ここでは性別・年齢しか考慮されていません．

○か×か？

　栄養管理実施報告書（図 2.3）では，BMI や身体活動レベルなどが未確認であることから，この施設の栄養管理上の課題としてあげられる．⟹ ○

（2）利用者の嗜好への配慮　　（3）利用者への献立に関する情報提供
（4）衛生管理マニュアルに沿った点検

　利用者の嗜好への配慮は，図 2.3 の「7 利用者食事アンケート」，「利用者の把握」の嗜好・満足度の欄から調査し，配慮されていることがわかります．また，利用者への献立に関する情報提供について「情報提供」の欄で，献立表の提供にチェックが入っています．衛生管理マニュアルに沿った点検については「給食の概要」の衛生管理欄でマニュアルがあり，点検表を活用していることがわかります．

○か×か？

　それぞれの項目について，栄養管理実施報告書（図 2.3）に記載があり，課題にはあてはまらない．⟹ ✖

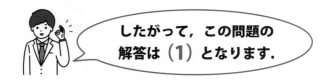

したがって，この問題の解答は（1）となります．

問題 5

　行政管理栄養士は特定給食施設に対して栄養管理状況を把握し，立入検査による指導・支援を行うことが職務の 1 つです．また，その他も行政管理栄養士の職務例として国民健康・栄養調査や健康日本 21 などの企画調整，食品指導などがあります．保健センターでは身近な対人保健サービスとして地域住民への特定保健指導や乳幼児栄養相談などを実施しています．

（1）利用者の嗜好を考慮した献立作成技術の支援　（2）最新調理機器活用法の勉強会の開催
（3）栄養情報に関する啓発資材の紹介　（4）健康管理部門と給食部門との連携の提案

○か×か？

　継続して喫食する利用者の健康の保持・増進につながる給食提供のためには（1），（2），（3）の業務内容に加え，給与目標栄養量を算出するための利用者の身体状況の把握が必要となる．よって（1），（2），（3）は最適ではない．（1），（2），（3）⟹ ✗

　そのため，（4）の健康管理部門と給食部門の連携を保健所が調整，支援することが最も適切と言える．（4）⟹ ○

したがって，この問題の
解答は（4）となります．

● 苦手チェックリスト ●

	公衆栄養学	☐ 健康増進法（第18条都道府県による専門的な栄養指導その他の保健指導の実施，第22条指導及び助言）を確認しよう． ☐ 健康増進法施行規則（第5条特定給食施設，第6条特定給食施設の届出事項）を確認しよう．

類題を解くために

Perspective

　特定給食施設について，ほかにも健康増進法（第24条立入検査等），同施行規則（第9条栄養管理の基準）をよく理解しておきましょう．

食事調査とその結果の検証

● 第 32 回管理栄養士国家試験（2018 年）より ●

| 解いた日 | 1 回目　　／ | 2 回目　　／ |

2 章　公衆栄養学を中心とした問題

次の文を読み 問題6 ， 問題7 に答えよ．

　K 市の健康増進課に勤務する管理栄養士である．K 市では高血圧の有病率が全国より高いため，中高年で正常高値血圧の者を対象とした栄養教室（月 1 回，通年）を企画した．特定健康診査の際に収縮期血圧が 130〜139 mmHg であった者に周知し，参加希望を募った．教室参加者は 40 名となった．対照群を設けることができず，教室の評価は前後比較で行うことになった．教室終了時の事後調査に協力が得られた者は 22 名であった．

問題6 食塩摂取量について，対象者の負担が少なく，かつ精度の高い方法で測定した．**最も適切なのはどれか．1 つ選べ.**
(1) 連続した普段の日の 2 日間の写真法による食事記録
(2) 普段の 1 日の目安量法による食事記録
(3) 普段の日の翌日 1 回の随時尿による推定
(4) 塩蔵食品，汁物，麺類の摂取頻度の調査

問題7 食塩摂取量を教室の前後で比較したところ，統計的に有意な減少が認められた．この結果の解釈である．**最も適切なのはどれか．1 つ選べ.**
(1) 統計的に有意な減少があったため，教室の減塩効果があった．
(2) 対照群を設定していないため，教室の減塩効果があったとはいえない．
(3) 性別を調整していないため，教室の減塩効果があったとはいえない．
(4) 事後調査の人数が少ないため，教室前後の変化を過小評価している．

この問題の着眼点　Viewpoint

行政機関で働く管理栄養士が，住民に実施する栄養教室のアセスメントと評価について学びましょう．また，評価結果はエビデンスにもとづいた公衆衛生活動を実施していくために重要な情報のため，積み重ねることが大切です．

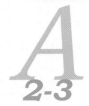

解答と解説

A 2-3

Approach

> **正解に到達するために**

▶ 食事摂取量を把握するための方法が持つ長所と短所についてよく理解し，状況にあわせた使い分けができるようになろう.

▶ 栄養教育の結果を評価するとき，評価の信頼性，妥当性を考慮して判断できるようになろう.

問題6

食事摂取量を把握するための調査方法として，おもに食事記録法，24時間思い出し法，食事摂取頻度調査法（FFQ），食事歴法，陰膳法，生体指標などがあります．それぞれの長所・短所をよく理解し調査目的，対象者，分析に必要な人員，予算などを考慮して使い分けましょう.

(a) 食事記録法

調査当日の記録であり，調査対象者自らが記録します．おもに**秤量記録法・目安量記録法**，**写真記録法**があります.

i）秤量記録法

秤，計量カップ・スプーンなどで食品重量や容量を測定して記録します．記入漏れが少なく，各種食事調査法のなかで一番真の値に近いとされています．しかし，記録者にとっては非常に煩雑であり，とくに複数日の調査である場合はモチベーションの高い対象者に限定されます.

ii）目安量記録法

上記のような実際の計量は行わずに，料理単位（1人前）や食品の通常単位（魚1切れ，卵M1個）を用いて記録します．分析には，目安量に対応する重量を標準化する必要がありますが，それでも誤差は大きくなります.

また，外食や総菜を利用する人が増加しているため，調査に秤量記録法を用いた場合であっても，目安量記録法が混在することがあります.

iii）写真記録法

スマートフォンやデジタルカメラなどですべての飲食物を撮影し，熟練者が写真から食品の種類と重量を推定する方法です．料理名，目安量（料理を半分残したなどを記録），簡単なメモ

や定規などの基準ツールとともに撮影するため，非常に簡便で記録者の負担は少なくなります．ただし，味つけが濃すぎるなど，調味料の摂取量が摂取基準から外れる場合は全くわかりません．

(b) 24時間思い出し法

調査員が，調査前日（24時間以内）の食事内容を問診し記録します．**フードモデル**や食品の写真などを用いることで精度は高くなり，比較的短時間でできますが，面接者の技術が必要です．1日間の調査では，平均的な摂取量を調査できたとは限りません．

(c) 食事摂取頻度調査法（FFQ）

食品や栄養素などの習慣的な摂取量を把握するために開発された調査方法です．数十から数百種の食品をリスト化し，摂取頻度と摂取量を尋ねて記録します．食品リストは調査栄養素に影響の高い食品で，量はポーションサイズとします．質問形式で回答しやすいですが，リスト以外の食品は反映されず，摂取量も正確にはなりません．

(d) 食事歴法

食習慣の経時的変化を面接により聞き取る方法です．食事摂取頻度調査法の質問内容に加えて疾病の発症前後，妊娠前後，体重増加前後などの食事の影響を推定できます．

(e) 陰膳法

摂取した食事と同じ量を調理し，栄養成分を分析します．正確ですが，費用と手間がかかります．

(f) 生体指標

血液や尿など生体試料を採取して分析する方法です．尿中のナトリウム（Na）排泄量から摂取ナトリウム量を推定し，また，摂取たんぱく質量は尿素窒素排泄量から推定できます．24時間蓄尿，随時尿（スポット尿），分割尿（4〜8時間尿）では，1日量を推定します．実際の摂取量に近いですが，排泄機能に異常のある人は利用できません．

（1）連続した普段の日の2日間の写真法による食事記録

食事記録法の1つである写真記録法は，対象者にとってシャッターを押すだけと負担の少ない，非常に簡単な方法です．大きさの指標になるもの（たとえば定規など）を一緒に撮影することで，食材とともに目安重量も把握できます．

〇か×か？

味付けとなる調味料の分量に関しては推測の域を出ず，限界がある ⟹ ✕

（2）普段の1日の目安量法による食事記録

目安量法は，対象者が食材を目安で記録するため，秤量法に比べると精度は落ちますが，対

2章
公衆栄養学を中心とした問題

象者にとっての負担は比較的少ないといえます．ただし，習慣的な摂取量を評価するためには調査期間は一般的に 3〜7 日必要になります．

○か×か？
1 日の調査であれば，写真法より誤差が生じやすいと思われる．⇒ ✗

（3）普段の日の翌日 1 回の随時尿による推定

随時尿による検査は，本来，食塩摂取量の推定やその管理の指標として実施され，尿中のナトリウムとクレアチニン濃度で推算して求めます．ただし，計測前日に普段と極端に違う食事を摂った場合や，食後または運動後 3〜4 時間ぐらいのサンプリングは精度が悪くなるため避けることがすすめられます（たんぱく質摂取量や運動量がクレアチニン排泄量に影響を及ぼすため）．

○か×か？
ナトリウムは，摂取量のほとんどが吸収されて尿中に排泄されるため，対象者にとっては随時尿 1 回の採取で負担が少なく，精度もほかに比べて高い．⇒ ○

（4）塩蔵食品，汁物，麺類の摂取頻度の調査

摂取した食事のなかで，ナトリウムが含まれるものは塩蔵食品，汁物，麺類に限りません．

○か×か？
これらの摂取頻度の調査だけでは，食事全体の食塩摂取量の把握は難しい．⇒ ✗

したがって，この問題の解答は（3）となります．

過去問を徹底分析

問題7

　教室実施後の行動変容や健診結果の変化などを評価するには，真にその教室のプログラムによって変化したかどうかを検証する必要があります．そこで，対象者の先入観などの影響を小さくするために，介入群と対象群に無作為的にわけることが必要になります．

　また，(4) にあるように，過大評価，過小評価についても注意が必要です．過大評価とは，実際に食べた量よりも多く申告してしまうことを，過小評価とは，少なく申告してしまうことを指します．対象者の自己申告で食事調査を実施した場合，申告誤差を避けることは困難で，過小・過大申告は申告誤差として重要です．一般的に過小評価の方が起こりやすく，出現頻度の高いのはエネルギー摂取量です．BMI が高値の肥満者ほど食事量を過小に見積もっていることはよく知られています．逆に，BMI が低値では過大申告の傾向がみられます．

(1) 統計的に有意な減少があったため，教室の減塩効果があった．
(2) 対照群を設定していないため，教室の減塩効果があったとはいえない．
(3) 性別を調整していないため，教室の減塩効果があったとはいえない．
(4) 事後調査の人数が少ないため，教室前後の変化を過小評価している．

○か×か？

　指導効果を確認するために，指導前後で調査する方法は一般的であるが，対照群を設定していなければ真に減塩効果があったというのは適切ではない．よって，(1) ⇒ ✕

　対照群を設定することにより，教室開催期間中の予期せぬ条件混入などを排除し，コントロールできる．今回は対照群を設定していないため減塩効果があったとはいえない．
(2) ⇒ ○

　教室受講の効果は，個人の受講前後の結果でみるため，性別の調整は必要としない．
(3) ⇒ ✕

　教室受講者の人数より，教室終了時の事後調査に協力が得られた受講者の数が少ないため，教室前後の変化は過大評価しやすいといえる．(4) ⇒ ✕

したがって，この問題の解答は (2) となります．

縦書き左帯：

● 苦手チェックリスト ●

解答が間違っていたら，チェックリストを参考に関連科目を復習しよう！

	公衆栄養学	☐ コホート研究について，復習しよう． ☐ 症例対象研究について，復習しよう． ☐ 介入研究について，理解しよう．
	臨床栄養学	☐ 高血圧の基準値を把握しておこう．

類題を解くために

Perspective

　食事記録方法とプログラムの客観的な有効性を検証するための評価方法と種類を理解しておきましょう．

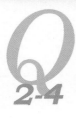

栄養教育マネジメント, 実施目標について理解しよう

● 第 32 回管理栄養士国家試験（2019 年）より ●

| 解いた日 | 1 回目 | ／ | 2 回目 | ／ |

次の文を読み 問題8 , 問題9 , 問題10 に答えよ.

　K 市保健センターに勤務する管理栄養士である. K 市は, 都心から通勤 1 時間圏内という利便性から, 近年人口が増えている. 2 年前から 5 年計画で,「18 歳以上の 1 日あたりの野菜摂取量の平均値 290g を 350g 以上にする」を目標とした事業を行っている. 3 年目に入るにあたり, 事業の見直し・改善（Act）を行っている. 表 2.1 は, 性・年齢別野菜摂取量の中間評価の結果であり, 表 2.2 は, 実施目標に対する昨年度の評価の一部である.

表 2.1　18 歳以上の性・年齢別野菜摂取量の変化

| | 人口構成比 (%) | 平均野菜摂取量 (g) | | | | | |
| | | 全体 | | 男性 | | 女性 | |
		ベースライン	中間評価	ベースライン	中間評価	ベースライン	中間評価
全体	100	290	290	280	280	300	300
18〜29 歳	10	240	250	230	240	250	260
30〜49 歳	45	260	260	240	240	280	280
50〜69 歳	25	320	300	310	290	330	310
70 歳以上	20	340	350	340	350	340	350

※人口構成比は, 18 歳以上人口に対して占める割合である

表 2.2　実施目標に対する昨年度の評価

	実施目標	評価
実施目標 1	野菜塾の開催 （平日午後開催） 4 回シリーズ/年 募集人数　30 人/年	募集人数を上回る応募があり, 9 割の参加者が 4 回継続して参加した. 参加者（平均年齢 72 歳）の満足度も高かった.
実施目標 2	野菜祭の開催 （日曜日, 市の公園で開催） 1 日/年 参加人数 3,000 人/回	目標参加数を超える人が集まった. ファミリー層の参加も多かった. 参加店舗や農家の満足度も高かった.

問題8 今後，野菜摂取量の目標達成に向けて，重点的に取り組む対象とその理由である．**最も適切なのはどれか．1つ選べ**．

(1) 18〜29歳男女．男女とも増加したが，未だ摂取量が最も少ないため．

(2) 30〜49歳男女．人口も多く，男女とも変化がみられていないため．

(3) 50〜69歳男女．ベースライン値より，男女とも摂取量が減少しているため．

(4) 70歳以上男女．目標の350gを維持させるため．

問題9 野菜摂取量の目標達成のための実施目標1（表2.2）の見直し・改善（Act）の意見である．**最も適切なのはどれか．1つ選べ**．

(1) 参加者の満足度も高いので，同じ内容で募集人数を増やす．

(2) これまでの参加者が参加しても内容が重複しないよう，内容を一新する．

(3) 修了者に，推進員として学んだことを地域に広めてもらう．

(4) さらに深く学べるよう，8回シリーズにする．

問題10 野菜摂取量の目標達成のための実施目標2（表2.2）の見直し・改善（Act）で提案された新たな企画である．**最も適切なのはどれか．1つ選べ**．

(1) 子どもが楽しめる野菜クイズなどのブースの設置．

(2) 高齢者も参加しやすいよう，休憩室の設置．

(3) さらに人を集めるため，芸能人との野菜をテーマとした対談の実施．

(4) 市内商店街で野菜を購入する際に使えるポイントカードの配布．

この問題の着眼点

Viewpoint

保健所では，健康日本21や食育推進基本計画等に沿って健康づくりのための業務展開をしています．保健所の栄養教室では，教室修了者がファシリテーターとなるよう，人材育成の面も考慮して実施することが重要です．

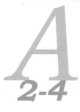
2-4

解答と解説

Approach

> 正解に到達するために

▶ それぞれの表からわかるポイントをつかみましょう．
▶ 栄養教育マネジメントについて理解し，目標の設定方法を整理しましょう．

問題 8

　表 2.1 からは，性・年齢別に野菜摂取量のベースラインと中間評価が読み取れるほか，その差によってこの 2 年間の摂取量の変化もわかります．表 2.2 からは，目標達成のために実施した教室やイベントにおいて，実施目標は達成されましたが，評価の点で次回に向けての改善点がわかります．また，表の人口構成比率では 30〜49 歳が最も高く，年齢層から子育て世代であることが容易に想像できるため，この世代をターゲットにすることは，子どもへの影響も含め最も効果的であると考えられるでしょう．

(1) 18〜29 歳男女．男女とも増加したが，未だ摂取量が最も少ないため．

(2) 30〜49 歳男女．人口も多く，男女とも変化がみられていないため．

○か×か？

　18〜29 歳男女の野菜摂取量は，この 2 年間で平均 10 g の増加で，目標量からは約 100g 少ない．人口構成比は 10％であるため，(1) ⟹ ✖

　30〜49 歳男女の野菜摂取量は，この 2 年間で変化が全くない．目標量から平均 100g 前後少ない．人口構成比は 45％である．よって (2) ⟹ ◯

(3) 50〜69 歳男女．ベースライン値より，男女とも摂取量が減少しているため．

(4) 70 歳以上男女．目標の 350g を維持させるため．

　50〜69 歳男女の野菜摂取量は，この 2 年間で逆に減少しており，目標量から平均 50g 前後少ない．人口構成比は 25％である．(3) ⟹ ✖

　70 歳以上男女の野菜摂取量は，従前よりほぼ目標量であり維持できている．人口構成比は 20％である．(4) ⟹ ✖

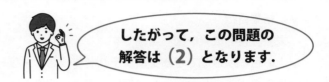

したがって，この問題の解答は（2）となります.

問題9

　問題を解くためには，栄養教育マネジメントについて学びましょう．まず，マネジメントとは，計画，組織，統制の一連の経営活動のことで，これを栄養教育に取り入れた考え方が**栄養教育マネジメント**になります．栄養教育マネジメントでは，はじめに対象者の健康の保持・増進，疾病予防のために，健康・栄養摂取状況を把握します．そこから問題点を抽出し，問題解決につながる目標を設定し，栄養教育プログラムを計画，実施，評価，改善するという，フィードバックまでの **PDCA サイクル**を行います．栄養教育の目標は以下の 3 つに分類されます.

（a）長期目標（プログラム目標）

　最終的に到達したい目標です．短・中期目標が達成できると，長期目標も達成できます.

（b）中期目標（一般目標）

　長期目標を達成するために向かうべき方向性を示す目標になります.

（c）短期目標

　中・長期目標を達成するための目標です．以下の 5 つがあげられます.

　ⅰ）実施目標

　　プログラムの実施目標，実施率（参加者数，実施件数など）に関する目標です.

　ⅱ）学習目標

　　疾病や健康，食物摂取に関する知識（疾病，健康と栄養・食事・運動との関係）・技術（調理・食材購入など食事の問題点を改善する方法）・態度（現在の食事に関する問題点を改善しようとする意欲）を習得するための目標です.

　ⅲ）行動目標

　　学習したもののなかから，優先順位が高く，かつ努力すればできそうなことについて具体的な行動内容を目標とします.

　ⅳ）環境目標

　　疾病や健康，食物摂取に影響を及ぼす家庭・職場・地域における環境要因を解決するための目標です.

ⅴ）結果目標

栄養教育の成果を図る目標です.

以上の目標が達成できるプログラムを作成し，栄養教育として実施します．その後，これらの目標が達成できたかどうかを評価します．評価方法には以下の6つがあげられます.

（a）企画評価

教育を実施した段階までを評価します．対象者の状況把握は適切であったか，目標は到達可能な無理のないものであったかなどをおもに確認しましょう.

（b）経過評価

プログラムが計画通り実施されたか，対象者の満足度などを評価します.

（c）影響評価

おもに短期目標に関する評価で，対象者がプログラムによって，どのように変化したかを評価します.

（d）結果評価

最終的にプログラムの成果をみる評価で，中長期目標の達成度を判断します.

（e）総括的評価

プログラム実施後の評価で，影響評価と結果評価をあわせて教育効果として評価します.

（f）経済評価

栄養教育の効果と投じた費用の費用対効果を評価します.

（1） 参加者の満足度も高いので，同じ内容で募集人数を増やす.

（2） これまでの参加者が参加しても内容が重複しないよう，内容を一新する.

（3） 修了者に，推進員として学んだことを地域に広めてもらう.

（4） さらに深く学べるよう，8回シリーズにする.

○か×か？

（1），（2），（4）では募集人数を上回り出席率も高いが，平均年齢からみて，目標達成に効果的とはいえない． 内容の一新や，回数を増やしても同様であるため（1），（2），（4）は適さない．（1），（2），（4）⇒ ✗

保健所が地域で健康づくりを進めていく場合，コミュニティオーガニゼーションが有効であり，ファシリテーターが必要となることから（3）⇒ ○

したがって，この問題の解答は（**3**）となります.

問題 10

(1) 子どもが楽しめる野菜クイズなどのブースの設置.
(2) 高齢者も参加しやすいよう，休憩室の設置.
(3) さらに人を集めるため，芸能人との野菜をテーマとした対談の実施.
(4) 市内商店街で野菜を購入する際に使えるポイントカードの配布.

○か×か？

(1)，(2)，(3) はいずれも野菜祭の参加者をさらに増加させ，盛り上げるためには有効であるが，最終目的の野菜摂取量増加には直結しないため適さない．(1)，(2)，(3) ⇒ ✕

野菜摂取量増加のためには，野菜の購入量を増やすことが必要である．そのため，野菜祭後，商店街でポイントを発行することは野菜の購買意欲を増加させることが予想され，目標達成には効果的と言える．(4) ⇒ ○

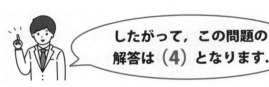

したがって，この問題の解答は (4) となります.

● 苦手チェックリスト ●

解答が間違っていたら，チェックリストを参考に関連科目を復習しよう！

公衆栄養学	□ 目標の種類を把握して，使いこなせるようになろう.

類題を解くために

Perspective

栄養教育マネジメントを理解しましょう.

過去問を徹底分析！

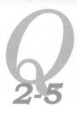

授乳・離乳の支援ガイド, 食物アレルギーに関する問題と対応

● 第 34 回　管理栄養士国家試験（2020 年）より ●

解いた日	1 回目	／	2 回目	／

次の文を読み 問題 11, 問題 12, 問題 13 に答えよ.

　K 市保健センターの管理栄養士である. 相談者は, K 市在住の 35 歳, 女性. 第 1 子妊娠中である.

問題 11　プレママ・パパ教室の際に,「姉の子どもが卵アレルギーだったので, 自分の子どもも心配です. 今後, 私や子どもの食事で気を付けることは何ですか.」と相談をうけて助言した内容である. **最も適切なのはどれか. 1 つ選べ.**

(1) 妊娠中の今から, あなた自身の卵の摂取を控えましょう.

(2) 出生後に母乳を与える際には, あなた自身の卵の摂取を控えましょう.

(3) 離乳食を開始する時期を遅らせましょう.

(4) 初めて卵を与える際には, よく加熱した卵黄にしましょう.

問題 12　7 か月乳児健康診査の際に,「卵を初めて与えてしばらくしたら, 湿疹がひどくなって心配です」との相談をうけた. 最初にすべきこととして助言した内容である. **最も適切なのはどれか. 1 つ選べ.**

(1) 離乳食を一時中止してください.

(2) 卵を原料とした食品をすべて除去してください.

(3) 湿疹の治療を含めて, 医師に相談してください.

(4) 卵白特異的 IgE 抗体の検査を受けてください.

問題 13　児が 3 歳になって, 保育所に預けることが決まった. 医師からは卵アレルギーの診断がなされている. この児を受け入れることが決まった民間保育所から, 給食での対応をできる限り行いたいということで, K 市保健センターに相談があった. 助言内容として, **誤っているのはどれか. 1 つ選べ.**

2 章　公衆栄養学を中心とした問題

(1) 家庭でこれまで摂取したことのある食品の種類を把握し，記録してください．

(2) 給食対応の単純化のために，完全除去を基本としてください．

(3) 調理室でアレルゲンの混入が起こりにくい献立にしてください．

(4) 除去食を開始した場合には，在園中は見直しの必要はありません．

(5) 月別の献立表に使用食品について記載し，家族に配布してください．

この問題の着眼点

Viewpoint

　「授乳・離乳の支援ガイド（2007年3月策定，2019年3月改訂，厚生労働省）」（以下「授乳・離乳の支援ガイド」）において，2019年の改訂では離乳期の卵の与え方が改訂前と異なっています．管理栄養士は，常にエビデンスのある最新の情報を収集しておくことが必要です．また，保育園の給食に関しては「保育所におけるアレルギー対応ガイドライン（2011年3月策定，2019年3月改訂，厚生労働省）」に沿って進めましょう．

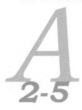

2-5

解答と解説

Approach

正解に到達するために

▶「保育所におけるアレルギー対応ガイドライン」について理解しましょう！
▶ 厚生労働省から出ている「授乳・離乳の支援ガイド（2019年版）」から対象者に正しい知識を説明できるようになりましょう！

問題 11

問題では，自分の姉の子どもが卵アレルギーということが，母親にとって心配の種でした．このような相談をうけた場面では，まず，厚生労働省から出ている「授乳・離乳の支援ガイド」から，現時点でエビデンスのある正しい知識を説明するようにします．

(1) 妊娠中の今から，あなた自身の卵の摂取を控えましょう．

(2) 出生後に母乳を与える際には，あなた自身の卵の摂取を控えましょう．

　現在，食物アレルギーを予防するために，妊娠・授乳中に該当食品を除去することは勧められていません．

○か×か？
除去することで，母子ともに重篤な栄養障害をきたす可能性がある．(1)，(2) ⇒ ✗

(3) 離乳食を開始する時期を遅らせましょう．

　「授乳・離乳の支援ガイド」では，食物アレルギーの原因食品の摂取時期を遅らせるようには示されていません．

○か×か？
　離乳，もしくは原因食品の摂取を遅らせることにより，食物アレルギーの発症が抑えられるというエビデンスはない．⇒ ✗

2章　公衆栄養学を中心とした問題

(4) 初めて卵を与える際には，よく加熱した卵黄にしましょう.

「授乳・離乳の支援ガイド」では，生後 5〜6 か月ごろから離乳食を開始し，初めて与える卵は，卵黄を固ゆでにして 1 さじから与えるとなっています.

〇か×か？

「授乳・離乳の支援ガイド」にしたがい，十分な加熱をした，卵黄を与えることを助言している. ⇒ 〇

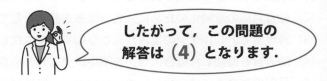

したがって，この問題の解答は（**4**）となります.

問題 12

食物アレルギーの対応は，必ず医師の指示のもとで行うこと，食物アレルギーは成長とともに変化することを栄養士・管理栄養士は認識しておく必要があります.

食物アレルギー症状が出た場合は，まずは受診することをすすめましょう. 医師の診断で初めて管理栄養士は対応することができます. また，母親に対して，自己判断で食事を制限することは，児の栄養障害を引き起こすことにもなりかねないと説明することが大事です.

(1) 離乳食を一時中止してください. (2) 卵を原料とした食品をすべて除去してください.
(3) 湿疹の治療を含めて，医師に相談してください. (4) 卵白特異的 IgE 抗体の検査を受けてください.

〇か×か？

選択肢のうち助言すべき内容としては (1)，(2)，(4) ⇒ ✖，(3) ⇒ 〇

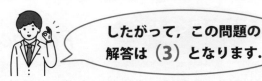

したがって，この問題の解答は（**3**）となります.

問題 13

　　アレルギー対応は「保育所におけるアレルギー対応ガイドライン」に従って進めます．ガイドラインには，初めて食べる食品は，まず家庭で安全に食べられることを確認すること，原因食品の除去は完全除去を基本としています．また，家庭とは使用食品を記載した献立表で，緊密な連携を取ることが必要と示されています．

(1) 家庭でこれまで摂取したことのある食品の種類を把握し，記録してください．
(2) 給食対応の単純化のために，完全除去を基本としてください．
(3) 調理室でアレルゲンの混入が起こりにくい献立にしてください．
(4) 除去食を開始した場合には，在園中は見直しの必要はありません．
(5) 月別の献立表に使用食品について記載し，家族に配布してください．

○か×か？

　　食物アレルギーは乳幼児期に最も多くみられ，年齢とともに軽減，治癒する場合が多いため，定期的な見直しは必須である．(1)，(2)，(3)，(5) ⇒ ○，(4) ⇒ ✕

したがって，この問題の
解答は (4) となります．

● 苦手チェックリスト ●

	応用栄養学	□ 食物アレルギーについて知識を整理しておこう．また，アレルギーマーチとはどんなものか，説明できるようになろう． □ 離乳食について，定義や時期などを正しく理解しておこう． □「保育所におけるアレルギー対応ガイドライン」と「授乳・離乳の支援ガイド」を確認しておこう．改訂前と改定後の内容の変化も調べておこう．

類題を解くために

Perspective

　　乳幼児期の食事は，食物アレルギーと絡めて理解しましょう．

2章 公衆栄養学を中心とした問題

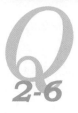

小児肥満ガイドから学童肥満の対策を検討する問題

● 第 34 回管理栄養士国家試験（2020 年）より ●

| 解いた日 | 1 回目 | ／ | 2 回目 | ／ |

次の文を読み 問題 14，問題 15，問題 16 に答えよ．

　K 市の健康増進課に勤務する管理栄養士である．市の教育委員会より，近年，新入学の児童における肥満傾向児の割合が増加していると情報提供があった．そこで，肥満に関連する要因を検討し，対策を講じたいと考えた．

問題 14　小学校で新入学の児童に実施された身体計測の値を用い，肥満傾向児の割合を全国および県全体と比較したい．そのための指標として，**最も適切なのはどれか．**
1 つ選べ．
(1) BMI
(2) ローレル指数
(3) 学校保健統計調査方式による肥満度判定
(4) 幼児身長体重曲線計算式による肥満度判定

問題 15　K 市における直近 10 年間の出生時の体格を確認したところ，変化していなかった．このことをふまえ，幼児の肥満に関連する要因を検討する目的で，質問紙調査を実施する．調査対象として，**最も適切なのはどれか．1 つ選べ．**
(1) 無作為抽出した 20〜30 歳代の成人
(2) 3 歳児健康診査を受診する児の保護者
(3) 妊産婦教室の参加者
(4) 市が開催する「子育てフェスタ」の参加者

問題16 質問紙調査の結果から，児と保護者および家庭の実態が把握できた（表2.3）．この結果をふまえ，市内保育園の年中・年長児を対象とする，ポピュレーションアプローチのプログラムを計画した．重要度と実現可能性を考慮した場合の優先度の高いプログラムである．**最も適切なのはどれか．1つ選べ**．

表2.3　質問紙調査の結果

※肥満度の低い児については除く

| | | | 人数 | 肥満度（%） | |
				高い (100 名)	ふつう (1,150 名)
児の食行動	菓子の摂取頻度	日に2回以上		31.0	28.0
		日に1回以下		69.0	72.0
	甘い飲み物の摂取頻度	日に2回以上		54.0	38.0
		日に1回以下		46.0	62.0
	他の児と比べたときの食べる速度	速い		22.0	18.0
		ふつう		28.0	32.0
		遅い		8.0	12.0
		わからない		42.0	38.0
保護者の食行動	菓子の摂取頻度	日に2回以上		30.0	22.0
		日に1回以下		70.0	78.0
	甘い飲み物の摂取頻度	日に2回以上		47.0	24.0
		日に1回以下		53.0	76.0
	他の人と比べたときの食べる速度	速い		45.0	20.0
		ふつう		44.0	60.0
		遅い		11.0	20.0
家庭環境	間食の時間	決めている		51.0	64.0
		決めていない		49.0	36.0
	甘い飲み物の買い置き	あり		74.0	60.0
		なし		26.0	40.0

(1) 保育園の給食時間を長くして，児がよく嚙んでゆっくり食べる習慣をつけるようにする．

(2) 菓子の適切な摂り方に関するリーフレットを作成し，全家庭に配布する．

(3) 甘い飲み物に含まれる砂糖量のリーフレットを作成し，全家庭に配布する．

(4) 肥満度の高い児の保護者に対し，家庭における甘い飲み物の買い置きを控えるように説明する．

この問題の着眼点

Viewpoint

　肥満指数の計算方法は，幼児期，学童期，成人など対象者によって異なり，また同じライフステージであっても1種類とは限りません．目的によってどの計算方法が最適かを理解しておくことが重要です．

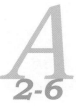

解答と解説

Approach

正解に到達するために

▶ ライフステージ別に適した肥満度の算出方法の種類を知りましょう.
▶ 出生時の体格変化から食生活に与える影響を考察しましょう.
▶ 調査結果の見方, ポピュレーションアプローチについて理解しましょう.

問題 14

　小児肥満症診療ガイドライン 2017（日本肥満学会）では，「肥満度が＋ 20％以上，かつ体脂肪率が有意に増加した状態（有意な体脂肪率増加とは，男児：年齢を問わず 25％以上，女児：11 歳未満は 30％以上，11 歳以上は 35％以上）」を肥満と定義づけています.

（1）BMI

　成人では BMI（第 1 章 p.11 も参照）が国際的な標準指標として用いられています. 男女とも標準とされる BMI は 22.0 で，これは統計上，肥満との関連が強い糖尿病，高血圧，脂質異常症（高脂血症）に最もかかりにくい数値とされています. この指標を用いた肥満の定義は「脂肪組織に脂肪が過剰に蓄積した状態で，体格指数（BMI）25 以上のもの」となっています. ただし，国によって判定基準は異なり，WHO は 30 以上を肥満としています. 日本では 18.5 未満がやせ，18.5〜25 未満が普通，25 以上が肥満です.

○か×か？

　BMI は成人に用いられる指標であり，学校保健統計が極めて充実している日本では肥満度が用いられている. 肥満度を用いた肥満判定基準は幼児と児童生徒で異なっており，幼児は＋15％以上，児童生徒は＋20％以上で肥満と判定する. ⇒ ✘

（2）ローレル指数

　成長期の子どもの肥満を判定するのに用いられます. 計算式から求めた値で 130 が標準値，145〜159 が準肥満，160 以上が肥満と判定します. 次の式によって求められます.

$$ローレル指数 ＝ 〔体重（kg）÷ 身長（cm）^3〕× 10^7$$

○か×か？

ローレル指数は成長期の子ども（6～18 歳未満）の肥満の判定に用いられる．したがって肥満傾向時の割合を算出するにはこの計算式でよいが，問題では全国および県全体との比較のために最適なものはどれかと問うている．⇒ ✗

（3）学校保健統計調査方式による肥満度判定

6 歳～18 歳未満の児童，生徒に関する肥満度は，文部科学省が本方式による性別・年齢別・身長別標準体重の比較で実施されています．

○か×か？

全国および県全体と比較するには，この方式を用いるのがもっとも適切といえる．なお，平成 18 年から算出方法が変更されているため，注意すること．⇒ ○

（4）幼児身長体重曲線計算式による肥満度判定

母子手帳に掲載されている，幼児対象の身体発育曲線です．個人の成長を追うのに適しています．

○か×か？

幼児身長体重曲線は個人の成長を追うのに適しているが，集団での傾向を見るには適さない．また，厳密には「満 1 歳から小学校就学の式に達するまで」が幼児と母子保健法で定義されている．⇒ ✗

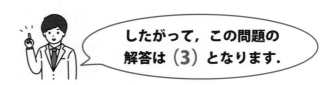

したがって，この問題の解答は（3）となります．

問題 15

問題より，出生時の体格変化が見られないことから，保護者の食生活が影響していると考えられます．幼児肥満ガイド（日本小児医療保健協議会）には，幼児期の肥満は学童期以降の肥

2 章

公衆栄養学を中心とした問題

満に繋がりやすいことが明らかであるため，幼児期からの対策が望まれるとあります．

(1) 無作為抽出した 20〜30 歳代の成人　**(2)** 3 歳児健康診査を受診する児の保護者
(3) 妊産婦教室の参加者　**(4)** 市が開催する「子育てフェスタ」の参加者

○か×か？
　幼児の食生活等を調査対象とできるのは（2）か（4）が適切であるが，「子育てフェスタ」の参加者ではさまざまで，子どもの年齢層にばらつきがみられるため，特定しにくいと考える．反対に，3 歳児健康診断受診児の保護者であれば，就学前の年齢層を同じとした幼児の食生活や生活習慣等について調査することが可能であるため，（2）が最も適切といえる．（1），（3），（4）⇒ ✖，（2）⇒ ○

したがって，この問題の解答は（2）となります．

問題 16

　広く集団に対して，肥満予防を目的としたポピュレーションアプローチを行います．質問紙調査の結果からは，肥満度の高い群は普通の群と比べ，児童および保護者ともに食行動として，お菓子と甘い飲み物の摂取頻度が高いことがわかります．とくに，甘い飲み物の摂取頻度がより高いことに注目しましょう．

(1) 保育園の給食時間を長くして，児がよく噛んでゆっくり食べる習慣をつけるようにする．
(2) 菓子の適切な摂り方に関するリーフレットを作成し，全家庭に配布する．

○か×か？
　（1）は食べる速度（2）は菓子の摂取頻度に対する指導にあたるため，適切とはいえない．⇒ ✖

(3) 甘い飲み物に含まれる砂糖量のリーフレットを作成し，全家庭に配布する．
(4) 肥満度の高い児の保護者に対し，家庭における甘い飲み物の買い置きを控えるように説明する．

　ポピュレーションアプローチとは対象を限定せず，集団全体に健康増進・疾病罹患リスク低減対策を働きかける方法や環境整備のことです．例として，食事バランスガイドの普及や社員食堂での栄養バランスの取れた食事提供などがあげられます．

　ハイリスクアプローチとは疾病罹患リスクが高い者に対して特定の働きかけをし，疾病予防に繋げることです．特定保健指導などがこれにあたります．

○か×か？

(3) は優先度の高いポピュレーションアプローチのプログラムといえる. ⇒ ○

(4) は肥満度の高い児の保護者が対象なので，ハイリスクアプローチとなる. ⇒ ✕

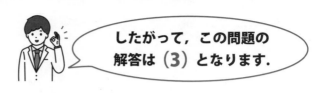

したがって，この問題の解答は (3) となります.

● 苦手チェックリスト ●

	応用栄養学	□ ローレル指数との算出式を理解しよう. □ 学校保健統計調査方式による肥満度判定について理解しておこう. □ 幼児身長体重曲線計算式による肥満度判定について理解しておこう. □「小児肥満症診療ガイドライン 2017」について理解しておこう.
	公衆栄養学	□ ポピュレーションアプローチとハイリスクアプローチの違いについて，説明できるようになろう.

類題を解くために

Perspective

　ポピュレーションアプローチとハイリスクアプローチの違いを理解したうえで，身長と体重増加について個人を追う場合には，成長曲線が最適と理解しておきましょう.

事業所給食での栄養教育

解いた日	1回目 　　／	2回目 　　／

次の文を読み 問題1 , 問題2 , 問題3 に答えよ.

　従業員数2,000名のA事業所に勤務する管理栄養士である. 業務はおもに特定給食施設として位置づけられる社員食堂の栄養および給食管理である.

　毎年の健康診断結果では, ここ数年肥満者 (BMIが25以上) が増加傾向にあり, それにともなって血圧, 血糖異常者が増加し, 所内で問題となっている. 従業員の平均年齢46歳, 男女比は8：2. 単身者が多く, 昼食以外でも中食, 外食の利用が高い傾向にある.

　保健所の給食施設立入検査の際に, 健康管理部門と連携し, ポピュレーションアプローチとして社員食堂を利用する従業員へ栄養教育を実施するのはどうかとアドバイスをうけた.

問題1 血圧に関する健康診断の結果である. 受診者の高血圧症有症割合で**正しい**のはどれか. 1つ選べ.

図2.4　健康診断の結果

受診者数（人）	血圧測定結果（人）	問診結果（人）
2000	高血圧（有）500	降圧剤服用（有）280
		降圧剤服用（無）220
	高血圧（無）1500	降圧剤服用（有）320
		降圧剤服用（無）1180

(1) 14%　(2) 16%　(3) 25%　(4) 30%　(5) 41%

問題2 健康診断結果より肥満，高血圧，高血糖がみられ，生活習慣病予備軍が増加している現状から，保健所のアドバイス通り健康管理部門と連携し，生活習慣病予防，改善を目的に栄養教育を実施することになった．目標の種類と内容の組み合わせとして**正しいのはどれか．1つ選べ**．

(1) 行動目標 ― 従業員がいつでも測定できるように，体重計，血圧計を社内に設置する．

(2) 学習目標 ― 栄養教育を継続して開催するよう企画し実施する．

(3) 環境目標 ― 毎日手軽に野菜を350g食べられる方法を伝える．

(4) 結果目標 ― BMIが25以上の従業員の割合を現状より20%減らす．

(5) 学習目標 ― 社員食堂ではエネルギー，塩分を考慮したヘルシーメニューを選択する．

栄養教諭と連携した栄養教育の実施

解いた日	1回目　　／	2回目　　／

次の文を読み 問題1 ， 問題2 ， 問題3 に答えよ.

　A小学校に勤務する管理栄養士である．本校は，野菜が苦手である児童が多く給食の残食が多い．また，朝食欠食者が全国平均より高いことが，調査結果からわかっている．校区の特徴としては，駅前に古くからある商店街を中心に新旧の住宅街が広がり，共働きの家庭が多い．今後，栄養教諭として担任教諭と連携し本校児童に対して栄養教育を実施しようと計画している．

問題1 　児童の自己効力感を高める栄養教育として**正しいのはどれか．1つ選べ**.

(1) 頑張って野菜の苦手意識を克服し，食べられるようになった児童の話をする．

(2) 給食はいろいろな人のお陰で，できあがっていることを話す．

(3) 朝食を食べることによって，成績が良くなることを話す．

(4) 野菜を食べることは健康な体づくりにつながることを話す．

(5) 朝食の内容を記録して，担任教諭に提出するよう話す．

問題2 　残食が多いことから，食料自給率に関する話を盛り込みたい．わが国の食料自給率に関する記述である．**正しいのはどれか．1つ選べ**.

(1) 国民健康・栄養調査によって把握される．

(2) 国内消費仕向量に対する国内消費量の割合である．

(3) 畜産物について，輸入した飼料を使って国内で生産した分は，総合食料自給率における国産には算入していない．

(4) 総合食料自給率（供給熱量ベース）は，50％前後で推移している．

(5) 総合食料自給率（供給熱量ベース）は，先進国のなかで最高水準にある．

健康増進計画における 栄養教育の実施と適切な評価

解いた日	1回目　　／	2回目　　／

次の文を読み 問題1 ， 問題2 に答えよ.

　K市保健所管理栄養士である．市民の健康意識調査から生活習慣病対策として2年前に健康増進計画を策定した．

問題1 　栄養教育マネジメントとして**正しいのはどれか.　1つ選べ.**

(1) 公衆栄養活動は，計画，実施，評価，改善というPDCAサイクルを繰り返しながら実施する.

(2) 栄養教育の評価は，PDCAサイクルの「評価」の段階で実施される.

(3) 専門家が現状分析を行い，課題を明確にして住民参加を求める方法を目的設定型アプローチという.

(4) 計画は，対象者のニーズに対応した具体的，合理的でかつ目標の高いものでなければならない.

(5) フィードバックとは，得られた成果や良い点を取りあげ，より良い教室内容にしていくことである.

問題2 　中間評価を行うにあたり，市民の意見を調査することになった．その際の留意点として**誤っているのはどれか.　1つ選べ.**

(1) 限られた予算内で全体の傾向をつかむには，無作為抽出法で調査する.

(2) 同時期により多くの市民の意見を聞くには，郵送法で調査する.

(3) 電話法やグループディスカッションでは，回答者が特定され，調査者によるバイアスがかかる可能性がある.

(4) 面接法での回答者のプライバシーに配慮し，調査員は地元の町内会に選出を依頼する.

(5) 自記式質問紙による調査の回収率をあげるため，無記名とする.

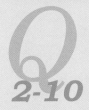

ヘルスプロモーションによる栄養教育活動

解いた日　1回目　／　　2回目　／

次の文を読み **問題1**，**問題2** に答えよ.

　政令指定都市Ａ市の保健所に勤務する管理栄養士である．近年，食を取り巻く環境の変化から，食育の重要性が大きくなっている．そこで，ヘルスプロモーションの理念に基づき，幼児とその保護者を対象に栄養教育を計画することとなった．

問題1　栄養教育を計画するにあたり，参考にすべき指標として**最も適切なのはどれか．1つ選べ**.

(1)「健やか親子21（第2次）」でのむし歯のない3歳児の割合の増加.

(2)「健康日本21（第2次）」での朝・昼・夕の3食を必ず食べることに気をつけて食事をしている子どもの割合の増加.

(3)「健康日本21（第2次）」での全出生数中の低出生体重児の割合の減少.

(4) 政令指定都市Ａ市を含む県の幼児実態調査の結果.

問題2　基本的な食習慣の獲得を目的とした，栄養教育プログラムの評価項目と評価種類の組合せである．**正しいのはどれか．1つ選べ**.

(1) プログラムが計画通り実施されているか ― 企画評価

(2) 受講者のプログラム内容への満足度 ― 影響評価

(3) 幼児の年齢別食事目安量がわかった ― 経過評価

(4) 親子クッキングによって保護者の調理技術の程度がわかった ― 結果評価

(5) 親子の朝食欠食者の減少 ― 結果評価

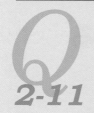

学校保健統計調査に関する問題

2-11

| 解いた日 | 1回目 ／ | 2回目 ／ |

次の文を読み 問題1 ， 問題2 に答えよ.

　小学校に勤務する栄養教諭である．体重が急増した児童について，担任と養護教諭から個別栄養相談の依頼があった．児童は現在6年生（11歳1か月）の男子で，身長140.1cm，体重44.0kg，肥満度28.1%である．小学校入学後の身長，体重の推移は図2.5のとおりである.

問題1 学校保健統計調査に関する記述である．**正しいのはどれか．1つ選べ.**

(1) 本調査は，10年ごとに実施される.

(2) 本調査は，厚生労働省が実施する.

(3) 本調査は，全国の満5〜17歳までの全員を対象としている.

(4) 本調査での肥満・痩身傾向児は，平成18年度から性別・年令別・身長別標準体重に対して±20%で算出されるようになった.

(5) 本調査は身長・体重だけを計測し，肥満，痩身状態を出す.

問題2 個別栄養相談で，保護者に対して最初に行うこととして**最も適切なのはどれか．1つ選べ.**

(1) 毎日の外遊びの時間がどのくらいかを尋ねる.

(2) 食事記録表に，食事と間食の内容を記入してもらう.

(3) 1年間の食生活を含めた生活状況全般の変化について尋ねる.

(4) 個別栄養相談を継続して行う必要があることを話す.

2章 公衆栄養学を中心とした問題

図 2.5　成長曲線（男児）

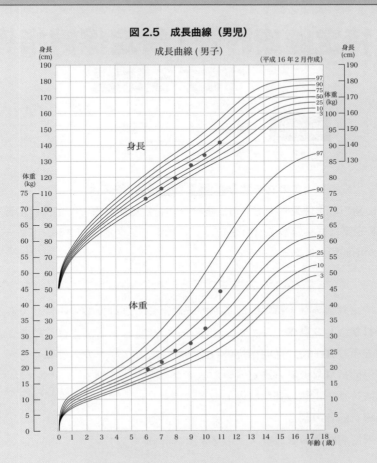

予想問題で腕だめし！

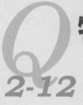

特定健康診査・特定保健指導に関する問題

| 解いた日 | 1回目 　　／ | 2回目 　　／ |

次の文を読み 問題1 , 問題2 に答えよ.

　K企業に勤める管理栄養士である.従業員の特定健康診査・特定保健指導を担当している.K企業は従業員数 2,500 名で,ここ数年でメタボリックシンドロームに該当する社員が増加傾向にある.

問題1 特定健康診査・特定保健指導の評価指標と評価種類の組合せである.**正しいのはどれか.1つ選べ.**

(1) 特定健康診査・特定保健指導の各受診率 　— 　アウトカム評価
(2) 特定保健指導対象者の選定 　— 　ストラクチャー評価
(3) コレステロール値の基準値以上の者の割合 　— 　アウトカム評価
(4) 糖尿病有病者の割合 　— 　アウトプット評価
(5) 生活習慣病関連の医療費 　— 　プロセス評価

問題2 特定健康診査・特定保健指導を企画するにあたっての記述である.**正しいのはどれか.1つ選べ.**

(1) 業務の効率化を図るため,企画を外部機関に委託できる.
(2) 40 歳になってからでは遅いので,40 歳未満も対象に入れる.
(3) 特定健康診査・特定保健指導はポピュレーションアプローチのため,妊産婦も対象者に含んで考える.
(4) 受診勧奨対象者の医療機関受診率向上を目標に入れる.
(5) 人間ドックで特定健診並みの検査を受けている者でも受診させる.

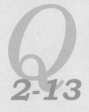

災害時に備えた栄養教育活動

| 解いた日 | 1回目 　/ | 2回目 　/ |

次の文を読み 問題1 ，問題2 に答えよ．

　K県健康増進課に勤務する管理栄養士である．近年，日本各地で地震，豪雨などの自然災害が発生しており，県の防災計画を見直すこととなった．

問題1 　行政管理栄養士として，災害発生に備えた準備に関する記述である．**誤っているのはどれか．1つ選べ．**

(1) 食料備蓄の内容に関して参画する．

(2) ライフラインが使えないなかでの炊き出しの計画・実施・栄養管理を考える．

(3) 被災地への派遣は，管理栄養士は考えなくてよい．

(4) 援助食糧の分配に際して，栄養的配慮ができる体制とする．

(5) 管内特定給食施設に対して，非常食は給食提供対象者だけでなく職員分も併せて備蓄するよう推奨する．

問題2 　災害時の栄養・食生活支援マニュアルの作成に影響する自治体の特徴に関しての調査結果（表2.4）の解釈である．**誤っているのはどれか．1つ選べ．**

(1) 地域防災計画の策定における行政栄養士のかかわりの有無は，95%信頼区間で1.0を含まないため，マニュアル作成に有意な関連がある．

(2) 都道府県の行政管理栄養士はそれ以外より，マニュアル作成に $P = 0.001$ で有意な関連があり，都道府県がそれ以外より3.7倍作成しやすい．

(3) 行政栄養士の配置が複数か単数かにより，マニュアル作成に有意な関連があり，複数配置の方が作成にかかわりやすい．

(4) 危機管理についての情報収集や知識の習得はマニュアル作成との関連はない．

(5) 被災経験の有無は当然，マニュアル作成に有意な関連がある．

表2.4 災害時の栄養・食生活支援マニュアルの作成*に影響する自治体の特徴

独立変数（自治体の特徴）	OR**	95% 信頼区間		p 値
		下限	上限	
地域防災計画の策定における行政栄養士の関わりの有無 （関わりあり＝1　関わりなし＝0）	5.11	3.03	8.63	<0.001
都道府県か否か （都道府県＝1　それ以外＝0）	3.7	1.69	8.1	0.001
行政栄養士の配置人数 （複数配置＝1　単数配置＝0）	2.41	1.54	3.79	<0.001
危機管理についての情報収集や知識の習得 （おこなっている＝1　おこなっていない＝0）	1.12	0.76	1.64	0.58
被災経験の有無 （あり＝1　なし＝0）	1.12	0.61	2.06	0.719

＊つくられている＝1　つくられていない＝0
＊＊ほかの独立変数による調整済みオッズ比
日本栄養改善学会，災害時の栄養・食生活支援に対する自治体の準備状況に関する全国調査〜行政栄養士の関わり，炊き出し，災害時要援護者支援について〜，栄養学雑誌，**74**，106(2016) より引用.

国民健康・栄養調査に関する問題

| 解いた日 | 1回目 ／ | 2回目 ／ |

次の文を読み 問題1，問題2 に答えよ.

　K市保健所に勤務する管理栄養士である．特定給食施設である市内大学学生食堂で「野菜をしっかり食べよう」キャンペーンをすることになった．学生へのアンケート結果では，独り暮らしで外食や中食利用が高く，自炊は苦手な学生が多いことがわかっている．

問題1　平成 30 年国民健康・栄養調査結果に関する記述である．**正しいのはどれか. 1つ選べ**.

(1) 食塩摂取量や野菜・果物摂取量は，所得の影響をうけていない．

(2) 肥満（BMI が 25 kg/m² 以上）とやせ（BMI が 18.5kg/m² 未満）の割合は，この 10 年間で男女とも有意な増加がみられる．

(3) 食塩摂取量はこの 10 年間で男女とも有意に減少しており，年齢階層別でみると男女とも 40 歳代で最も高い．

(4) 野菜摂取量はこの 10 年間で男女とも有意な増減はみられない．年齢階層別では男女とも 20～40 歳代で少なく，60 歳以上で多い．

(5) 主食・主菜・副菜を揃えるとバランスのよい食事になることを知っている者の割合は，男女とも 85％以上であるが，そのうち揃えて食べることのできない理由は男女とも「時間がない」である．

問題2　学生への「野菜をしっかり食べよう」キャンペーンで，展開する具体的な企画である．**最も適切なものはどれか. 1つ選べ**.

(1) 野菜の効用について，講習会を開催する．

(2) 学食で，野菜の小鉢メニューの種類を増やす．

(3) 大学周辺のコンビニやスーパーで野菜メニューを増やしてもらう．

(4) 野菜を使った簡単レシピのリーフレットを学食に置く．

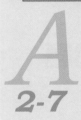

解答と解説

2-7

問題1 解答（5）

（1）14%，（2）16%，（3）25%，（4）30%，（5）41%

高血圧症有症者数は，健診時の血圧測定結果で高血圧（有）と判定された500人と，健診結果では高血圧（無）の判定でも問診結果で降圧剤服用（有）とされた320人の計820人になります．したがって，高血圧症有症割合は820人を総数の2,000人で割った41%となります．

問題2 解答（4）

さまざまな疾患や問題行動に高いリスクのある人に対して，リスクを減らすように働きかけるハイリスクアプローチとは反対に，ポピュレーションアプローチは，広く集団に働きかけ，リスク削減の方向にもっていくことをいいます．従業員全体に対して，健康の保持・増進や生活習慣病予防を目的に社員食堂でヘルシーメニューやメニューに付随する情報を提供するなど，社員食堂はポピュレーションアプローチの場として有効です．

目標の種類には，長期目標（最終的に到達したい目標），中期目標（長期目標を達成するための目標），短期目標（中期目標を達成するため，短期間で無理なく実行できる目標）があります．短期目標には，実施目標，学習目標，行動目標，環境目標，結果目標の5つがあります（図2.6，Q2-4も参照）．

図 2.6　目標の種類

目標の種類	概要
実施目標	学習目標や環境目標を達成するための栄養教育プログラムの実施に関する目標．指標としては，参加者数や継続者数，受講満足度など．
学習目標	教育目標達成に必要な知識・技術・態度を習得するための目標．栄養・健康に関する知識を理解し，食行動に踏み出すために必要な技術（調理技術，食選択技術等）を習得．食に対する望ましい態度形成へと繋がる．
行動目標	結果目標達成のため，学習した中から優先順位が高く，実行可能な行動内容を目標とする．
環境目標	行動目標達成のための家庭，職場，地域の環境要因に関する改善目標．
結果目標	栄養教育プログラムの達成目標のこと．QOLの向上，検査データの改善など．

（1）**行動目標 ― 従業員がいつでも測定できるように，体重計，血圧計を社内に設置する．** ⇒ ✕

　体重計や血圧計を社内に設置することは「家庭，職場，地域の環境要因に関する改善目標」であると判断できるので環境目標になります．

（2）**学習目標 ― 栄養教育を継続して開催するよう企画し実施する．** ⇒ ✕

　栄養教育の企画・実施は「職場での環境要因に関する改善目標」と判断できます．よって，環境目標とわかります．

（3）**環境目標 ― 毎日手軽に野菜を 350 g 食べられる方法を伝える．** ⇒ ✕

　適正な摂取量・摂取方法を伝えるのは「栄養教育のために必要な知識・技術・態度」と判断できることから，学習目標になります．

（4）**結果目標 ― BMI が 25 以上の従業員の割合を現状より 20%減らす．** ⇒ ◯

　QOL の向上，検査データの改善は「栄養教育プログラムの成果目標」と判断できます．よって，結果目標とわかります．

（5）**学習目標 ― 社員食堂ではエネルギー，塩分を考慮したヘルシーメニューを選択する．** ⇒ ✕

　ヘルシーメニューの選択は「結果目標達成のため，学習したなかから優先順位が高く，実行可能な行動内容」と判断できますので，行動目標とわかります．

ステップアップしよう　　　*Advice*

　栄養教育実施の際は，対象者をアセスメントすることでより明確な目標設定が可能となります．栄養教育の各目標について学習しましょう．

解答と解説

A
2-8

問題 1　解答（1）

　自己効力感（セルフエフィカシー）とは「どのような状況にあっても困難を乗り越えてやり遂げられる自信，信念」のことです．社会的学習理論提唱者のバンデューラは「行動とは，行動によって得られる結果に対する期待（結果期待）とその行動をうまくやり遂げる自信（効力期待）の2つの要因により起こる」としました．とくに認識したその行動をうまくやり遂げる自信（効力期待）を自己効力感と呼び，自己効力感を高めるための要因として，表2.5の4つがあげられます．

表2.5　自己効力感を高めるための要因

①達成・成功体験	過去に困難を乗り越え，やり遂げた体験を思い出す．最も重要な要因である．
②代理的体験	同じような体験をやり遂げたほかの人（モデル）やその行動（モデリング）を観察すること．
③社会的（言語的）説得	信頼のおける他人から「大丈夫，あなたなら出来る」と励ましをうける．
④生理的・情動的喚起	ドキドキしたり，ストレスを受けているネガティブな状態を知覚し，その感情をポジティブにコントロールすること．

　（1）頑張って野菜の苦手意識を克服し食べられるようになった児童の話をするのは，モデリングであるため，セルフエフィカシーを高める要因の1つである代理的体験になります．よって，（1）が正解です．

　（2）給食は，いろいろな人のお陰で，できあがっていることを話すは，給食がさまざまな人びとの努力の結果であると感情に訴えることであり，自己効力感が高まるとは考えにくく，また（3）朝食を食べることによって，成績が良くなることや（4）野菜を食べることは健康な体づくりに繋がることを話すことは，どちらも学習による知識の獲得です．

（5）朝食の内容を記録して担任教諭に提出するよう話すのでは，単なる食事記録の作成になってしまいます．

2章　公衆栄養学を中心とした問題

問題 2　解答（3）

食料自給率とは，わが国の食料全体の供給に対する国内生産の割合を示す指標で，品目別自給率と総合食料自給率の 2 種類があります．

品目別自給率は，特定の品目の自給率を示す指標で，最も計算しやすい重量ベースで計算します．総合食料自給率は，食料全体の総合的な自給率を示す指標で，品目別自給率を基にして食料全体についてカロリーや生産額という単位を揃えることにより計算します．

この違いにより，総合食料自給率は熱量で換算するカロリーベース（供給熱量ベース）と金額で換算する生産額ベースの 2 つがあり，カロリーベース食料自給率は「国産供給熱量／供給熱量」によって計算されます．

(1) 国民健康・栄養調査によって把握される．⇒ ✕

食料自給率は食料需給表にもとづいて算出され，国内生産量は農林水産省の「作物統計」などから把握されます．一方，輸出入量は財務省の「貿易統計」などのデータを集計して作成されています．

(2) 国内消費仕向量に対する国内消費量の割合である．⇒ ✕

「国内消費仕向量」とは，1 年間に国内で消費に回された食料の量（国内市場に出回った食料の量）を表し，国内生産 ＋ 輸入 － 輸出 ± 在庫増減で計算されます．なお，国内消費仕向量には，食用以外の飼料や種子に仕向けられた数量も含まれています．

(3) 畜産物について，輸入した飼料を使って国内で生産した分は，総合食料自給率における国産には算入していない．⇒ ○

食料自給率は，たとえば牛肉の場合，国産飼料を用いて生産されたかどうかの飼料自給率を考慮します．これに対し，飼料が国産か輸入かにかかわらず，国内で飼育・生産されたものは食料国産率といいます．

(4) 総合食料自給率（供給熱量ベース）は，50%前後で推移している．⇒ ✕

(5) 総合食料自給率（供給熱量ベース）は，先進国のなかで最高水準にある．⇒ ✕

2018（平成 30）年度の食料自給率は，カロリーベース（供給熱量ベース）で 37%，生産額ベースで 66%．諸外国との比較は図 2.7 の通りである．

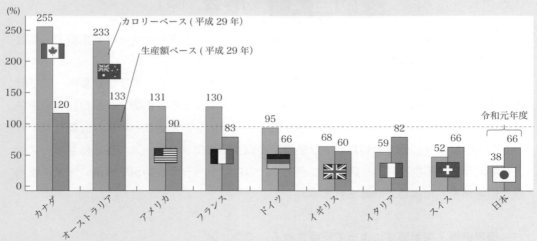

図 2.7　わが国と諸外国の食料自給率

※農林水産省，「食料自給表」，FAO "Food Balance Sheets" 等を基に農林水産省で試算（アルコール類等は含まない）．
注1）　数値は暦年（日本のみ年度）．スイス（カロリーベース）およびイギリス（生産額ベース）については，各政府の公表値を掲載．
注2）　畜産物および加工品については，輸入飼料および輸入原料を考慮して計算．
農林水産省 HP（https://www.maff.go.jp/j/zyukyu/zikyu_ritu/013.html）より．

　＊　食料自給率　農水省（https://www.maff.go.jp/j/zyukyu/zikyu_ritu/011.html）

ステップアップしよう

Advice

　栄養教諭は子どもたちにとって将来の食生活の基礎となる重要な時期の食育を担います．
　課題のある食行動を変容するためには，対象者の自己効力感を高めることが必要です．また，SDGs の観点からも食品ロス，日本の食料自給率について理解を深めておきましょう．

2章　公衆栄養学を中心とした問題

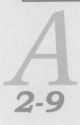

解答と解説

2-9

問題1　解答（1）

(1) 公衆栄養活動は，計画，実施，評価，改善という PDCA サイクルを繰り返しながら実施する．⇒ ○

　公衆栄養活動は，計画，実施，評価，改善という PDCA サイクル（もしくは PDS サイクル）を繰り返しながら実施されます．計画の前には，アセスメントによる情報収集を行い，問題点を抽出，課題を明確化し，優先度の高い課題解決のための計画を作成しましょう．

＊ PDS サイクル　計画（plan），実施（do），評価・見直し（see）のサイクルで行う．

(2) 栄養教育の評価は，PDCA サイクルの「評価」の段階で実施される．⇒ ✕

　評価種類は中間評価（企画通りであるか），影響評価（短期目標の達成状況），結果評価（中・長期目標の達成状況），経済評価（栄養教育の効果を経済的に評価），総合評価（栄養教育全体の評価）があります．評価は，結果についてのみ評価をしたらよいというものではなく，各段階でこれらの評価目的に応じて実施します．

(3) 専門家が現状分析を行い，課題を明確にして住民参加を求める方法を目的設定型アプローチという．⇒ ✕

　専門家（行政）が現状分析を行い，課題を明確化して住民参加を求める手法を「課題解決型アプローチ」といいます．一方で「目的設定型アプローチ」とは，住民と専門家（行政）が目的設定し，それを達成することで住民のより良い状態を生み出すことをいいます．

(4) 計画は，対象者のニーズに対応した具体的，合理的かつ目標の高いものでなければならない．⇒ ✕

　計画は対象者のニーズにあった具体的で達成可能な現実的な計画とするため，達成の難しい目標を掲げることはしません．

(5) フィードバックとは，得られた成果や良い点を取りあげ，より良い教室内容にしていくことである．⇒ ✕

　マネジメントサイクルのすべての段階であらゆる角度から見直し，修正することを「フィードバック」といいます．良い点，改善点の両方を見直すことで，より効果的なプログラムを目指します．

問題2　解答（4）

(1) 限られた予算内で全体の傾向をつかむには，無作為抽出法で調査する．⇒ ○

全数調査ではなく標本調査の場合には，標本を無作為抽出にすることで，選択バイアスがかかることを低くすることができます．

(2) 同時期により多くの市民の意見を聞くには，郵送法で調査する．⇒ ○

郵送法は，郵送で調査用紙の配布回収を行う方法で，時間と費用が少なく効率的です．

(3) 電話法やグループディスカッションでは，回答者が特定され，調査者によるバイアスがかかる可能性がある．⇒ ○

電話法は電話を通じて意見を聞き取る調査，グループディスカッションはグループで討論して意見を聞く方法になります．どちらの方法もその場で意見が得られるというメリットがありますが，回答者が限定されるため，回答者が特定されたり，調査者によるバイアスがかかったりする可能性を否定することはできません．

(4) 面接法での回答者のプライバシーに配慮し，調査員は地元の町内会に選出を依頼する．⇒ ✕

面接法は，回答者と調査者が顔を突きあわせた面接形式で意見を聞き取るため，町内会の人なら知り合いもいるでしょう．そのため，プライバシーの配慮は難しいといえます．

(5) 自記式質問紙による調査の回収率をあげるため，無記名とする．⇒ ○

無記名であれば匿名性が担保されているため，本音を聞き出しやすいメリットがあり回収率もアップすることが期待できます．

ステップアップしよう　Advice

栄養教育は QOL の向上を最終目的として，食習慣や生活習慣を望ましいものへ変容させるためにマネジメントサイクルに沿って実施します．マネジメントサイクル（PDCA サイクル）で見直しと改善を繰り返し，よりよい教育内容を構築しましょう．また，食事の摂取量など情報を収集する方法についても復習しましょう．

2 章　公衆栄養学を中心とした問題

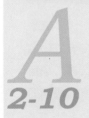

解答と解説

問題 1　解答（4）

参考にすべき指標として，(1)～(3) の内容も念頭に入れるべき目標指標ですが，国レベルの結果・数値より，まずは，身近な県の幼児実態調査結果が最適といえます．

(1)「健やか親子 21（第 2 次）」でのむし歯のない 3 歳児の割合の増加. ⇒ ✕

健やか親子 21（第 2 次）の指標の 1 つです．この目標のベースライン値は，81.0%〔2012（平成 24）年度〕．10 年後の最終評価目標値は 90.0% に設定されています．

(2)「健康日本 21（第 2 次）」での朝・昼・夕の 3 食を必ず食べることに気をつけて食事をしている子どもの割合の増加. ⇒ ✕

(3)「健康日本 21（第 2 次）」での全出生数中の低出生体重児の割合の減少. ⇒ ✕

どちらも，健康日本 21（第 2 次）において指標としてあげられています．(2) の指標の策定時のベースライン値は 89.4%（小学校 5 年生，2010（平成 22）年度）．2022 年での最終評価目標値は「100% に近づける」に設定されています．(3) の指標の策定時のベースライン値は 9.6%（2010（平成 22）年度），平成 26 年度までの目標は「減少傾向へ」となっていました．この指標は，健やか親子 21（第 2 次）でも同様に減少を目標としています．理由は，健やか親子 21 の第 1 次（2001～2014）で，「十代の自殺率の減少」とこの項目の2 つが悪化していたことによります．

(4) 政令指定都市 A 市を含む県の幼児実態調査の結果. ⇒ ◯

問題 2　解答（5）

評価は，モニタリングからはじまります．モニタリングとは，プログラムを実施中に，継続的に観察記録，情報収集してプログラム進行に問題が発生していないかを確認することです．評価の種類には，企画評価，経過評価，影響評価，結果評価の 4 種類があります（詳しくは Q2-4 を参照）．このうち，企画評価と経過評価を合わせて形成的評価，影響評価と結果評価をあわせて総括的評価といいます．

(1) プログラムが計画通り実施されているか ― 企画評価 ⟹ ✕

　企画評価とは「プログラム目標や内容が，現状把握からの課題に適切に対処できているか」を評価します．また，この評価は「計画段階における評価」になります．問題の項目は，すでに計画が実施されている状態なので企画評価にはあてはまりません．実施段階で評価する場合は，経過評価によって評価されます．

(2) 受講者のプログラム内容への満足度 ― 影響評価 ⟹ ✕

　影響評価とは「プログラムの直接的な効果で比較的短期的な目標の達成状況」を評価します．問題の項目は「プログラム内容への満足度」であり，影響評価では評価できない指標になります．一方，経過評価では「プログラムが計画通りに実施されているか」また「内容が受講者に受け入れられているか」を評価します．したがって，この項目は経過評価によって評価されます．

(3) 幼児の年齢別食事目安量がわかった ― 経過評価 ⟹ ✕

　(2) と (3) の項目をよく比較してみましょう．(2) では抽象的な項目でしたが，(3) は (2) より具体的な評価項目といえます．経過評価では，具体的な目標は評価できず，影響評価では，おもに短期間に実行されていてなおかつ具体的な目標の評価をします．問題の項目は，「年齢別食事目安量がわかった」とあり，短期的で具体的な目標の達成状況を評価する項目と理解できます．この項目は影響評価で評価されます．

(4) 親子クッキングによる保護者の調理技術の程度がわかった ― 結果評価 ⟹ ✕

　結果評価とは，「中・長期的な目標の達成状況で，一般的にプログラムの評価を指す」ものです．影響評価との違いとは，その期間になります．ただし，問題の項目は「親子クッキングによって保護者の調理技術の程度がわかった」とあり，具体的な項目とはいえません．したがって，この項目は経過評価で評価されます．

(5) 親子の朝食欠食者の減少 ― 結果評価 ⟹ ○

　結果評価にあてはまる項目といえます．

ステップアップしよう

Advice

　WHO のオタワ憲章における 21 世紀の健康戦略の概要を理解しておきましょう．また，健やか親子 21 や，健康日本 21 にあげられているなかで，関連する目標，指標と評価方法を理解しましょう．

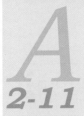

解答と解説

2-11

問題 1　解答（4）

（1）本調査は，10 年ごとに実施される．　（2）本調査は，厚生労働省が実施する．

（3）本調査は，全国の満 5〜17 歳までの全員を対象としている．

（4）本調査での肥満・痩身傾向児は，平成 18 年度から性別・年令別・身長別標準体重に対して ± 20％で算出されるようになった．

（5）本調査は身長・体重だけを計測し，肥満，痩身状態を出す．

　学校保健統計調査は，毎年，文部科学省により実施されます．調査の対象は，調査実施校[※1]に在籍する満 5 歳〜17 歳（令和元年 4 月 1 日現在）までの幼児，児童および生徒の一部で，全員ではありません．調査項目は表 2.6 のとおりです．

<table>
<tr><th colspan="2">表 2.6　学校保健統計調査の調査項目</th></tr>
<tr><th colspan="2">発育状態</th></tr>
<tr><td colspan="2">身長・体重</td></tr>
<tr><th colspan="2">健康状態</th></tr>
<tr><td colspan="2">栄養状態，脊柱・胸郭・四肢の疾病・異常の有無，視力，聴力，眼の疾病・異常の有無，耳鼻咽頭疾患・皮膚疾患の有無，歯・口腔の疾病・異常の有無，結核の有無，結核に関する検診の結果，心臓の疾病・異常の有無，尿およびその他の疾病・異常の有無</td></tr>
</table>

表 2.7　肥満度の判定	
軽度肥満	20〜30％未満
中等度肥満	30〜50％未満
高度肥満	50％以上
やせ	−20％以下
高度のやせ	−30％以下

　なお，本調査における肥満傾向児・痩身傾向児の算出方法は，平成 17 年までは性別・年齢別・身長別平均体重に対して ± 20％でしたが，平成 18 年からは同標準体重に対して変更されています（図 2.8）．肥満度は下記の式から算出されます．また，その判定は表 2.7 のとおりです．以上から（4）が正解となります．

肥満度（％）＝〔（実測体重 − 標準体重）／標準体重〕× 100

※ 1　幼稚園，小学校，中学校，義務教育学校，高等学校，中等教育学校および幼保連携型認定こども園のうち文部科学大臣があらかじめ指定する学校

問題 2　解答（3）

（1）毎日の外遊びの時間がどのくらいかを尋ねる．

（2）食事記録表に，食事と間食の内容を記入してもらう．

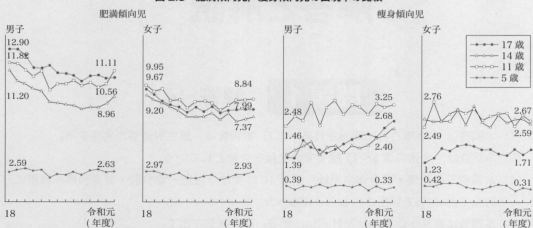

図 2.8　肥満傾向児，痩身傾向児の出現率の比較

注 1) 平成 18 年から肥満・痩身傾向児の算出方法を変更しているため，平成 17 年までの数値とは単純な比較ができない．
　　 2～5 歳および 17 歳は，平成 18 年から調査を実施している．

(3) 1 年間の食生活を含めた生活状況全般の変化について尋ねる.

(4) 個別栄養相談を継続して行う必要があることを話す.

　学童期の肥満は成人肥満に移行する可能性が高く，肥満はこの時期に解消することが望まれます．また，学童期は身長の伸びが期待できるため，厳しい食事制限は必要ありません．しかし，肥満に対する栄養相談は，1 回きりでは行動変容に到達するのは難しく，継続指導が必要となります．（4）にあるように個別の栄養相談を継続して行うことは重要です．ただ，保護者に対して最初に行う指導ですので，子どもの抱える課題を把握するところからはじめることが適しています．指導内容として（1）と（2）のように 1 日の食事内容や体を動かす外遊びの時間を聞き取ることも必要ですが，体重が 1 年で急増しているため，まずは，この 1 年間の生活状況全般の変化を尋ねることが望ましいと考えられます．

ステップアップしよう

Advice

　学校における健康教育に多用される学校保健統計調査は，毎年実施されます．幼児から高校生（5～17 歳）の発育状態，健康状態の調査結果のなかでも，肥満と痩身の推移等はよく問われます．結果が報告されたら確認し，その年の特徴や経年変化の様子をおさえましょう．

（縦書き）2 章　公衆栄養学を中心とした問題

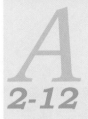

解答と解説

2-12

問題 1　解答（3）

保健指導において評価は次のように考えます.

①ストラクチャー（構造）評価

　プログラムの構成（職員体制，予算，社会資源の活用など）が目的達成のために適切かを評価します.

②プロセス（過程）評価

　目的達成のためのプロセスや活動状況（アセスメント，目標設定，対象者の選定，満足度など）を評価します.

③アウトプット（事業実施量）評価

　目的を達成するための健診受診率，保健指導実施率，継続率などを評価します.

④パフォーマンス（成果）評価

　目的を達成するために行われる活動の成果が，あがっているかどうかを評価します.

⑤アウトカム（結果）評価

　目的そのものが達成できているかどうかの評価になります. 最終目標の評価で，おもにデータ（数値）を評価します.

(1) 特定健康診査・特定保健指導の各受診率　―　アウトカム評価 ⇒ ✕

　この指標は「目的を達成するための健診受診率，保健指導実施率」にあてはまりますので，問題の指標には，アウトプット評価が適切といえます.

(2) 特定保健指導対象者の選定　―　ストラクチャー評価 ⇒ ✕

　この指標は「対象者の選定」にあてはまりますので，問題の指標には，プロセス評価が適切といえます.

(3) コレステロール値の基準値以上の者の割合　―　アウトカム評価　⇒ 〇

(4) 糖尿病有病者の割合　―　アウトプット評価 ⇒ ✕

(5) 生活習慣病関連の医療費　―　プロセス評価 ⇒ ✕

　これら３つは，健診の目的，目標をどの程度達成したかの指標となるので，すべてアウトカム評価になります. よって（3）が正解といえます.

問題2　解答（4）

（1）業務の効率化を図るため，企画を外部機関に委託できる．⇒ ✕

特定健康診査・特定保健指導にかかる法令・通知（平成 19 年）により，特定健康診査・特定保健指導の実施主体は医療保険者と定められているため，外部委託することはできません．

（2）40 歳になってからでは遅いので，40 歳未満も対象に入れる．⇒ ✕

特定健康診査対象者は，特定健診の実施年度に 40 歳〜75 歳の誕生日を迎える者（平成 21 年度からは実施年度中に 75 歳になる者も含まれることとなった）と規定されています．ただし，40 歳未満の者に対して，任意に健診・保健指導などを行うことは，将来の生活習慣病の発症を予防する上で重要になります．

（3）特定健康診査・特定保健指導はポピュレーションアプローチのため，妊産婦も対象者に含んで考える．⇒ ✕

特定健康診査・特定保健指導はハイリスクアプローチとして，メタボリックシンドロームの該当者・予備群などが増加する 40 歳以上の者を対象に実施されています．妊産婦は厚生労働大臣が定める除外者です．

（4）受診勧奨対象者の医療機関受診率向上を目標に入れる．⇒ 〇

ハイリスクアプローチによる生活習慣病予防・改善を目的に実施する健診，保健指導であるため，受診勧奨になった者の受診率をアップすることは，その目的に近づくことにつながると考えられます．

（5）人間ドックで特定健診並みの検査を受けている者でも受診させる．⇒ ✕

人間ドック受診者の検査内容が特定健康診査の内容と同等であれば，その健診結果を提出することで，特定健診を受診したとみなします．

ステップアップしよう

Advice

特定健診・特定保健指導における評価の種類を学習しましょう．

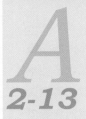

解答と解説

問題 1　解答（3）

(1) 食料備蓄の内容に関して参画する. ⇒ ○

　備蓄食料は，日持がするものであればなんでも良いのではなく，乳幼児から高齢者，障がい者，食物アレルギーや食事療養を必要とする，いわゆる災害時の要配慮者への対応など，あらゆる場合を想定した内容でなければなりません．そのためには，管理栄養士の参画なしにはできません．

(2) ライフラインが使えないなかでの炊き出しの計画・実施・栄養管理を考える. ⇒ ○

　ライフラインが使えないなかで大量調理，という難しさのある炊き出しは，管理栄養士の仕事になります．炊き出しに必要な機器類・熱源，メニュー，備蓄食品，人員までを管理栄養士が考えることで，食事の提供がうまく機能することが期待されます．

(3) 被災地への派遣は，管理栄養士は考えなくて良い. ⇒ ✕

　災害が一定規模以上になれば，自治体の人的資源は絶対的に不足に陥ります．「地域における行政栄養士による健康づくりおよび栄養・食生活の改善の基本方針について」（平成25年3月29日付がん対策・健康増進課長通知）のなかで，保健医療職種として災害発生時の被災地への派遣の仕組みづくりや支援体制の整備に関わることが，行政栄養士業務指針における健康危機管理への対応として明記されています．

(4) 援助食糧の分配に際して，栄養的配慮ができる体制とする. ⇒ ○

　食事の影響はすぐには現れませんが，発災直後はおにぎりなどがメインであり，野菜不足などの状態が続くことで体調不良が起こります．また，要配慮者の災害時の食料備蓄に関しては「自助」が原則となりますが，家屋倒壊などで利用できない場合が想定されます．以上のことから，できるだけ早い段階で栄養バランスを考えた食料分配ができるように，災害時に要配慮者がどこで特殊食品などを必要としているかがわかる体制を組んでおくことが重要です．

(5) 管内特定給食施設に対して，非常食は給食提供対象者だけでなく職員分も併せて備蓄

するよう推奨する．⇒ ◯

　管内特定給食施設に対しては給食提供対象者への食事提供分の備蓄はもちろん，施設職員分の備蓄食も併せて備蓄するよう推奨します．たとえば，病院の場合，災害による救急患者が多数搬入されることが想定されるなか，医師，看護師などの医療スタッフ，事務スタッフが多忙を極めることが容易に考えられます．したがって，備蓄は給食提供対象者である入院患者以外に，施設職員分も必要です．

問題2　解答（5）

　栄養・食生活支援マニュアルの作成の有無に関して，関連する独立変数の影響があります．たとえば，地域防災計画の策定における行政栄養士のかかわりがあれば，栄養・食生活支援マニュアルが作成されています．表2.4のOR（オッズ比），95％信頼区間（CI），P値について説明します．

（a）オッズ比（OR）

　オッズ比は，2つの異なる群である事象が起こる確率を各 P_1，P_2 としたときの，2群のオッズ比の比を示します．2群の関係の強さを表し，オッズ比が1のとき，2群の間に有意差なしと解釈します．

（b）95％信頼区間（CI）

　95％信頼区間は，無作為抽出を100回繰り返し，その度，信頼区間[1]を計算した場合，95回程度は信頼区間中に母数が含まれるということを示します（詳しくはQ2-1を参照）．95％信頼区間が1を含んでいれば有意差なし，1を含まない場合は有意差ありと判断できます．また，信頼区間の幅が狭いほど真の値に近くなります．

（c）P値

　P値は，統計的仮説検定において，帰無仮説の元で検定統計量がその値となる確率のことです．P値が小さいほど，検定統計量がその値となることは，あまり起こりえないことを意味します．一般的にP値が5％（0.05）または1％（0.01）以下の場合に帰無仮説を偽として棄却し，対立仮説を採択します．

※1 信頼区間とは，区間推定において，ある確率（信頼係数）のもとで母数がその内に含まれると推定された区間のこと．

　表 2.4 の「地域防災計画の策定における行政栄養士の関わりの有無」の項目で，オッズ比は 5.11，95％信頼区間は 3.03〜8.63 とあるので，作成するかしないかは 3.03〜8.63 倍のばらつきがあるといえます．95％信頼区間が 1 を含まないので，統計学的に有意です．「都道府県か否か」の項目や「行政栄養士の配置人数」の項目も，同様のことがいえます．

　また，「危機管理についての情報収集や知識の習得」や「被災経験の有無」の項目がマニュアル作成に影響するかは，オッズ比が 2 つとも各 1.12，95％信頼区間は 0.76〜1.64 と 0.61〜2.06 で，どちらの 95％信頼区間も 1 を含むため，統計学的に有意とはいえません．したがって，被災経験の有無はマニュアル作成に有意な関連はないといえます．

予想問題で腕だめし！

ステップアップしよう

Advice

　災害発生時の行政管理栄養士は，被害状況把握シートなどで状況把握（ライフラインの有無等）をしましょう．とくに，災害時は要配慮者の把握が重要で，できるだけ速く必要な食料が届くように配慮します．「災害時栄養・食生活支援のためのマニュアル」（国立健康栄養研究所，日本栄養士会編），各自治体編のガイドライン等を確認しておきましょう．また集めたデータを考察するためには，オッズ比・信頼区域・P 値について理解することも大切です．

解答と解説

問題 1　解答（4）

（1）食塩摂取量や野菜・果物摂取量は，所得の影響をうけていない．⇒ ✕

　食塩摂取量は，世帯の所得が 600 万円以上の世帯員に比較して，男性では 200 万円未満の世帯員で有意に少ないと表 2.8 からわかります．また，野菜摂取量は，世帯の所得が 600 万円以上の世帯員に比較して，男性では 200 万円未満および 200 万円以上 400 万円未満の世帯員で有意に少なく，さらに，果物摂取量が 100g 未満の者の割合は，世帯の所得が 600 万円以上の世帯員に比較して，女性では 200 万円未満の世帯員で有意に高くなっています．

表 2.8　所得と生活習慣などに関する状況（20 歳以上）

			① 200 万円未満		② 200 万円以上 400 万円未満		③ 400 万円以上 600 万円未満		④ 600 万円以上		① vs ④	② vs ④	③ vs ④
			人数	割合又は平均値	人数	割合又は平均値	人数	割合又は平均値	人数	割合又は平均値			
1. 食生活	食塩摂取量の平均値	（男性）	281	10.5 g	705	10.9 g	537	11.1 g	821	11.2 g	★		
		（女性）	453	9.2 g	802	9.3 g	574	9.2 g	900	9.3 g			
	野菜摂取量の平均値	（男性）	281	253.9 g	705	271.2 g	537	301.2 g	821	296.6 g	★	★	
		（女性）	453	266.6 g	802	264.4 g	574	283.7 g	900	278.5 g			
	果物摂取量 100 g 未満の者の割合	（男性）	281	64.4%	705	65.3%	537	62.7%	821	67.9%			
		（女性）	453	64.5%	802	56.3%	574	53.3%	900	55.7%	★		

注 1）　推定値は，年齢階級（20〜39 歳，40〜59 歳，60〜69 歳，70 歳以上の 4 区分）と世帯員数（1 人，2 人，3 人，4 人，5 人以上世帯の 5 区分）での調整値．割合に関する項目は直接法，平均値に関する項目は共分散分析を用いて算出．
注 2）　「所得」とは，生活習慣調査票の問 13 で回答した過去 1 年間の世帯の収入（税込み）．
注 3）　世帯の所得額を当該世帯員にあてはめて，多変量解析（割合に関する項目はロジスティック回帰分析，平均値に関する項目は共分散分析）を用いて 600 万円以上を基準としたほかの 3 群との群間比較を実施．
注 4）　★は世帯の所得が 600 万円以上の世帯員と比較して群間の有意差があった項目．
厚生労働省，平成 30 年国民健康・栄養調査結果の概要（2020）より抜粋．

（2）肥満（BMI が 25 kg/m² 以上）とやせ（BMI が 18.5 kg/m² 未満）の割合は，この 10 年間で男女とも有意な増加がみられる．⇒ ✕

　平成 30 年の肥満者（BMI が 25 kg/m² 以上）の割合は男性 32.2%，女性 21.9% であり，この 10 年間でみると，男女とも有意な増減はみられません（図 2.9）．やせの者（BMI が 18.5 kg/m² 未満）の割合は男性 3.7%，女性 11.2% であり，この 10 年間でみると，男女と

も有意な増減はみられません（図 2.8）．また，20 歳代女性のやせの割合は 19.8％です（図 2.9）.

図 2.9 肥満者の割合の年次推移（20 歳以上，平成 20 ～ 30 年）

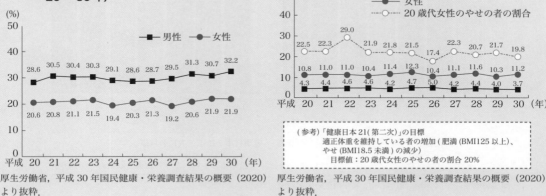

厚生労働省，平成 30 年国民健康・栄養調査結果の概要（2020）より抜粋.

図 2.10 やせの者の割合の年次推移（20 歳以上，平成 20 ～ 30 年）

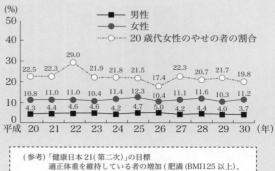

（参考）「健康日本 21（第二次）」の目標
適正体重を維持している者の増加（肥満（BMI25 以上）、やせ（BMI18.5 未満）の減少）
目標値：20 歳代女性のやせの者の割合 20％

厚生労働省，平成 30 年国民健康・栄養調査結果の概要（2020）より抜粋.

（3）食塩摂取量はこの 10 年間で男女とも有意に減少しており，年齢階層別で見ると男女とも 40 歳代で最も高い． ⇒ ✕

平成 30 年の食塩摂取量の平均値は 10.1 g であり，男女別にみると男性 11.0 g，女性 9.3 g です（図 2.11）．この 10 年間でみるといずれも有意に減少しています．また，年齢階級別にみると，男女とも 60 歳代で最も高くなっています（図 2.12）.

図 2.11 食塩摂取量の平均値の年次推移（20 歳以上，平成 20 ～ 30 年）

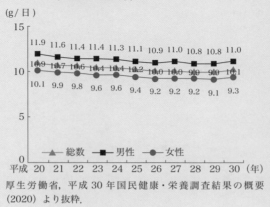

厚生労働省，平成 30 年国民健康・栄養調査結果の概要（2020）より抜粋.

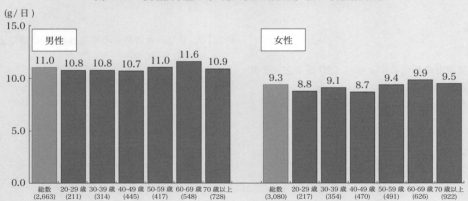

図 2.12　食塩摂取量の平均値（20 歳以上，性・年齢階級別）

(参考)「健康日本 21(第二次)」の目標
食塩摂取量の減少
目標値：1 日当たりの食塩摂取量の平均値 8g

厚生労働省，平成 30 年国民健康・栄養調査結果の概要（2020）より抜粋．

（4）野菜摂取量はこの 10 年間で男女とも有意な増減は見られない．年齢階層別では男女とも 20～40 歳代で少なく，60 歳以上で多い．　⇒　○

　野菜摂取量の平均値は 281.4g であり，男女別にみると男性 290.9 g，女性 273.3 g です（図 2.13）．この 10 年間でみると，いずれも有意な増減はみられません．年齢階級別にみると，男女ともに 20～40 歳代で少なく，60 歳以上で多くなっています（図 2.14）．

図 2.13　野菜摂取量の平均値の年次推移（20 歳以上，
平成 20～30 年）

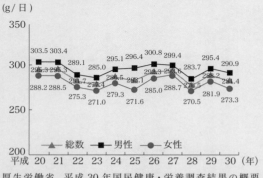

厚生労働省，平成 30 年国民健康・栄養調査結果の概要
（2020）より抜粋．

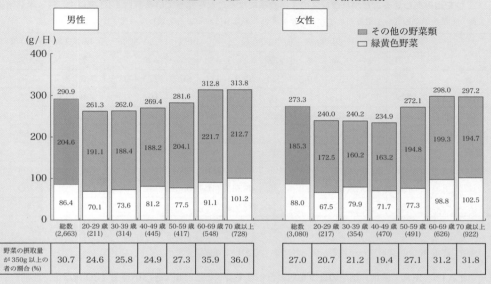

図 2.14　野菜摂取量の平均値（20 歳以上，性・年齢階級別）

厚生労働省，平成 30 年国民健康・栄養調査結果の概要（2020）より抜粋.

（5） 主食・主菜・副菜を揃えるとバランスの良い食事になることを知っている者の割合は，男女とも 85%以上であるが，そのうち揃えて食べることのできない理由は男女とも「時間がない」である．　⇒　✕

　主食・主菜・副菜を組みあわせた食事の頻度が週 5 日以下と回答した者のうち，主食・主菜・副菜の 3 つを組みあわせるとバランスのよい食事になることを知っている者の割合は，男性 88.7%，女性 95.5%です（表 2.9）．また，知っている者のうち，主食・主菜・副菜の 3 つを組みあわせて食べることができない理由は，男女ともに「手間がかかる」の割合が最も高くなっています（図 2.15）．

表 2.9　主食・主菜・副菜を組みあわせた食事の頻度が週 5 日以下と回答した者における主食・主菜・副菜の 3 つを組みあわせることがバランスのよい食事になることを知っている割合（20 歳以上，性・年齢階級別）

問：主食・主菜・副菜の 3 つを組みあわせるとバランスのよい食事になることを知っていますか.

		総数		20–29 歳		30–39 歳		40–49 歳		50–59 歳		60–69 歳		70 歳以上	
		人数	%	人数	%	人数	%	人数	%	人数	%	人数	%	人数	%
男性	総数	1651	88.7	153	89.5	243	89.3	311	88.7	275	93.5	313	85.3	356	87.4
	週に 4–5 日	577	92.5	47	100.0	76	94.7	101	96.0	100	95.0	120	90.0	133	86.5
	週に 2–3 日	694	89.3	62	90.3	112	92.0	131	86.3	102	93.1	122	88.5	165	87.9
	ほとんどない	380	81.8	44	77.3	55	76.4	79	83.5	73	91.8	71	71.8	58	87.9
女性	総数	1771	95.5	162	95.7	233	98.3	293	96.6	278	97.5	336	96.7	469	91.5
	週に 4–5 日	706	97.3	47	95.7	100	98.0	126	98.4	104	99.0	136	98.5	193	94.8
	週に 2–3 日	738	94.3	66	95.5	89	98.9	110	95.5	112	97.3	152	96.7	209	88.0
	ほとんどない	327	94.5	49	95.9	44	97.7	57	94.7	62	95.2	48	91.7	67	92.5

※主食・主菜・副菜を組み合わせた食事を 1 日 2 回以上食べる頻度が「週に 4～5 日」「週に 2～3 日」「ほとんどない」と回答した者が回答.

厚生労働省，平成 30 年国民健康・栄養調査結果の概要（2020）より抜粋.

図 2.15　主食・主菜・副菜の 3 つを組み合わせて食べることができない理由（20 歳以上，性別）

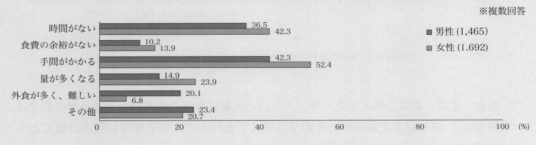

※複数回答

＊主食・主菜・副菜を組み合わせた食事を 1 日 2 回以上食べる頻度が「週に 4～5 日」「週に 2～3 日」「ほとんどない」と回答した者のうち，主食・主菜・副菜の 3 つを組み合わせることがバランスの良い食事になることを知っている者が回答.

厚生労働省，平成 30 年国民健康・栄養調査結果の概要 (2020) より抜粋.

＊　平成 30 年国民健康・栄養調査結果の概要
厚生労働省 HP（https://www.mhlw.go.jp/content/10900000/000688863.pdf）

問題 2　解答（2）

(1) 野菜の効用について，講習会を開催する.　⇒　✗

　　野菜の効用についての知識を与えることは野菜を食べなくてはいけないという意識に繋がりますが，それだけでは野菜摂取量の増加につながる効果的な方法とはいえません.

（2）**学食で，野菜の小鉢メニューの種類を増やす．** ⇒ 〇

　学食は学生にとって，身近で価格も手頃であり準備時間も短くて済む食事と考えられます．4つの選択肢のなかでは，野菜摂取量の増加に一番つながりやすい方法と推察できます．

（3）**大学周辺のコンビニやスーパーで野菜メニューを増やしてもらう．** ⇒ ✕

　大学周辺のコンビニやスーパーも学生が利用する頻度は高く，野菜メニューを増やすことは野菜摂取量の増加につながると期待できますが，価格は学食よりも高くなることが予想されます．また，実際に店頭に商品が並ぶまでに相応の時間を要すると考えられます．

（4）**野菜を使った簡単レシピのリーフレットを学食に置く．** ⇒ ✕

　野菜を使った簡単レシピは，外食や中食利用が多い学生にとって自炊のハードルが高く，難しいと考えられます．

ステップアップしよう

Advice

　国民健康・栄養調査は，健康増進法（第 10〜15 条）に基づいて毎年実施されます．わが国の栄養摂取状況のほか，喫煙・運動・生活習慣等の調査項目から年次推移を知っておくことと，調査結果の概要は，毎年確認するとよいでしょう．

3章

栄養教育論を
中心とした問題

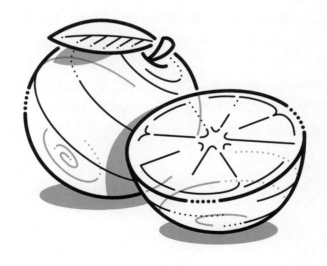

Q 3-1 高尿酸血症により痛風発作をきたした 41 歳男性への栄養指導

● 第 33 回　管理栄養士国家試験（2020 年）より ●

解いた日	1 回目	／	2 回目	／

次の文を読み，問題1，問題2に答えよ．

　K クリニックに勤務する管理栄養士である．外来患者の栄養食事指導を行っている．

　患者は，41 歳，男性．今朝から右第一中足趾節関節に激痛を伴う発赤，腫脹を認め来院．BMI 25.8 kg/m²，腹囲 92 cm，血圧 120/76 mmHg．空腹時血液検査値は，血糖 112 mg/dL，HbA1c 6.0%，尿酸 8.5 mg/dL，CRP 5.6 mg/dL．ビールが好きで，ほぼ毎日欠かさずに飲んでいる．20 歳時と比較して，10 kg 程度体重が増加していた．減量と節酒することを目標に具体的な食事計画を提示した．

問題1　半年後，同様の症状で来院し，再度，栄養食事指導の依頼があった．「体重は少しずつ減量することができ，薬の内服は守れたが，食事制限は難しく，ビールも止められなかった」という．発作の再発防止に向け，具体的な行動に導くための栄養カウンセリングにおける対応である．**最も適切なのはどれか．1 つ選べ．**

(1)「再発防止には，食事制限とビールを止めることは必須ですよ」と，再度説明する．

(2)「ビールはなかなか止められないですよね」と，共感的理解を示す．

(3)「服薬は守れているのだから，食事もビールも頑張ればできますよ」と，励ます．

(4)「つい食べ過ぎたり，ビールを飲んでしまうのは，どんな時ですか」と，行動分析を行う．

3 章　栄養教育論を中心とした問題

問題2 　栄養食事指導中に，普段の食事内容を聞き取った．よく食べていた食品である．控えるべき食品の助言として，**最も適切なのはどれか．1つ選べ．**
(1) 目玉焼き
(2) さつま揚げ
(3) ボンレスハム
(4) 鶏レバーの焼き鳥

この問題の着眼点

Viewpoint

　この問題のように，高尿酸血症など「食生活への影響が大きい疾患に対する栄養食事指導を行う」場面はよくみられます．実際の症例においても，長年の食生活を変えることは難しく，改善が乏しい場合は，繰り返し栄養カウンセリングを行う必要があります．実際の食事指導では，患者さんに1つしか指導内容を伝えないわけではないため，問題のように指導内容から対応を1つだけ選ぶことは難しいでしょう．この場合は，優先順位をつけ，その上位にあがるのが，改善につながる具体的な行動を指導する内容になります．

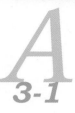

解答と解説

3-1

Approach

正解に到達するために

▶ 個人を対象とした栄養指導により，期待される効果をおさえましょう．

▶ 普段の食事内容について，聞き取った結果を適切に活用して助言しましょう．

問題 1

(1)「再発防止には，食事制限とビールを止めることは必須ですよ」と，再度説明する．

　栄養カウンセリングによって具体的な行動に導くためには，対象者自らが健康的な生活習慣を理解し，行動目標を設定する必要があります．半年後の来院における患者の発言からは，生活習慣への理解はできているものの，行動に移せていない様子が認められます．理解していることを再度説明する必要はありません．

○か×か？

　対象者がすでに理解していることを再度説明することは，最も適切な対応とはいえない．⇒ **✗**

(2)「ビールはなかなか止められないですよね」と，共感的理解を示す．

　共感は患者の経験に評価や判断を加えず，そのままうけ取る姿勢であり，肯定的尊重ともよばれます．しかし，ビールは尿酸の排泄を悪くします．この患者の高尿酸血症の原因の1つと考えられることから，それを無条件に肯定することは，発作の再発防止につながらないと推測されます．

○か×か？

症状を悪くする原因となる習慣に共感的理解を示すことは，適切とはいえない．⇒ **✗**

(3)「服薬は守れているのだから，食事もビールも頑張ればできますよ」と，励ます．

　励ますことはカウンセリングにおけるコミュニケーション技法の1つです．しかし問題では，

3章 栄養教育論を中心とした問題

具体的な再発防止のための行動に導くことを目的として話を聞いています．この半年間，患者が「食事制限は難しかったこと」を確認しています．そのため，励ますより，「食事制限が難しい原因」を明らかにするための実態把握に努めましょう．

○か×か？

半年間，実施が難しかったことについて励ますのは，適切とはいえない．⇒ **✕**

(4)「つい食べ過ぎたり，ビールを飲んでしまうのは，どんな時ですか」と，行動分析を行う．

患者は健康的な生活習慣については，半年前から理解している様子がみられます．しかし，問題とすべき行動が続いているため「どのようなことをきっかけに」「どのくらいの頻度で起きて」いるのかなど，行動の背景に関する分析が必要です．その分析結果によって，再発防止のための具体的な行動目標が設定できる可能性が高くなります．

○か×か？

問題行動について分析することで，再発防止のための具体的な目標設定につなげる．
⇒ **○**

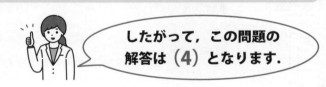

したがって，この問題の
解答は **(4)** となります．

問題 2

(1) 目玉焼き　(2) さつま揚げ　(3) ボンレスハム　(4) 鶏レバーの焼き鳥

高尿酸血症の食事療法の基本は，適正エネルギーの摂取，プリン体・ショ糖および果糖の摂取制限，十分な水分摂取です．高尿酸血症の患者が控えるべき食品を判断するには，その食品に含まれるプリン体の量が重要になります．選択肢のなかから，プリン体の最も多い食品を選びましょう．

まず，目玉焼きの原料である鶏卵に含まれるプリン体は，100 g あたり 0 mg（なお，コレステロールは目玉焼き 100 mg あたり約 470 mg），さつま揚げは 21.3 mg，ボンレスハムは 74.2 mg といわれています．厳格な食事制限は長続きしないため，たんぱく質食品の過剰摂取を避け，肉汁や内臓を制限する程度でよいでしょう．鶏レバー 100 g あたりのプリン体含有量

は 312.2 mg といわれています．厳格な食事制限は不要といっても，動物の内臓や肉汁（豚骨ラーメンの汁など）にはプリン体が多く含まれるので，控える方がよいでしょう．

〇か×か？

（1）〜（3）については，プリン体の量から過剰に控える必要はないと考えられる．（1），（2），（3）⇒ **✕**

最も控えるべき食品として鶏レバーは適切である．（4）⇒ **〇**

したがって，この問題の解答は（4）となります．

● 苦手チェックリスト ●

解答が間違っていたら，チェックリストを参考に関連科目を復習しよう！

	人体の構造と機能および疾病の成り立ち	☐ 高尿酸血症の検査項目と基準値を覚える． ☐ 痛風発作を予防するための方法を理解する．
	臨床栄養学	☐ 高尿酸血症の食事療法を見直す． ☐ 痛風発作を予防するためにとくに控える食品を覚える．
	栄養教育論	☐ 対象者と良好なコミニケーションを築く方法を知る． ☐ 目標を達成するために最も効果的な方法を選択する．

3章　栄養教育論を中心とした問題

類題を解くために

Perspective

　頻出の応用問題です．対象者の実態を把握し，問題を探っていきましょう．そして問題の解決方法として，最も効果的な選択肢を選べるようになりましょう！

大学生の食生活調査を ふまえた栄養教育

● 第 31 回　管理栄養士国家試験（2017 年）より ●

| 解いた日 | 1 回目 | ／ | 2 回目 | ／ |

次の文を読み 問題3 ， 問題4 に答えよ．

　K 大学に勤務する管理栄養士の資格を持つ教員である．学生支援部から学生の食生活改善のための事業を依頼された．学生の食生活調査の結果，男女とも野菜の摂取量が少なかった．そこで，学生を対象に，野菜摂取量の増加を目標に取り組みを行うことになった．表 3.1 は，K 大学学生を対象とした調査結果の一部である．

表 3.1　K 大学学生を対象とした調査結果

質問項目	選択肢	人	％
普段の昼食	家から持参した弁当	400	20
	学生食堂	600	30
	コンビニエンスストア	600	30
	学外の飲食店	400	20
調理の頻度	週 1 回以下	1,600	80
	週 2～3 回	300	15
	週 4 回以上	100	5
食生活の課題*	食事の内容に偏りがある	1,400	70
	野菜の摂取が少ない	1,200	60
	調理技術がない	800	40
野菜不足になる原因*	野菜を調理する時間がない	1,600	80
	野菜料理の価格が高い	1,400	70
	外食・昼食で野菜がとりにくい	1,200	60

2,000 人対象
*複数回答

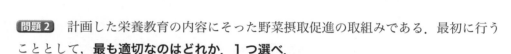

問題1 本調査結果をふまえて計画した栄養教育の内容である．**最も適切なのはどれか．1つ選べ．**

(1) 野菜不足による健康のリスク．

(2) 野菜に含まれるおもな栄養素の働き．

(3) 野菜を多く使ったメニューの選び方．

(4) 野菜の簡単な調理法．

問題2 計画した栄養教育の内容にそった野菜摂取促進の取組みである．最初に行うこととして，**最も適切なのはどれか．1つ選べ．**

(1) 弁当用の簡単野菜レシピを配布する．

(2) 学生食堂に，野菜メニューのプロモーションを依頼する．

(3) 近隣のコンビニエンスストアに，野菜の入った商品のプロモーションを依頼する．

(4) 近隣の飲食店に，野菜メニューのプロモーションを依頼する．

3章 栄養教育論を中心とした問題

この問題の着眼点

Viewpoint

　栄養教育論の内容が中心となった問題が，応用問題のなかには必ず含まれます．このような問題は「個人症例への栄養食事指導」と異なる点に注目することが重要です．たとえば，集団への働きかけは，個人に対するものと比べてコストが高くなる場合がほとんどです．

　まずは，問題のなかで示された表を正しく読み取ることが必要です．正確に把握した調査結果にもとづいて，集団の食生活を改善するために最も効果的な方法を1つ選びましょう．

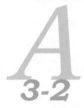

解答と解説

3-2

Approach

▶ 集団を対象とした栄養教育により，期待される効果をおさえましょう．
▶ アンケート調査を用いた集団教育において，調査結果を適切に活用しましょう．

問題1

(1) 野菜不足による健康のリスク．(2) 野菜に含まれるおもな栄養素の働き．

　調査結果（表 3.1）によると，80％の学生が普段の昼食を学生食堂やコンビニ，学外の飲食店などで食事をしています．また野菜不足になる原因についても，80％の学生が「野菜を調理する時間がない」と回答しているため，健康リスクや栄養素の働きを学習しても時間がない状況が変わらないうちは，ただちに野菜摂取量が増加する可能性は高くないことが予想されます．

○か×か？
　改善に向けた教育内容を 1 つだけ選ぶ場合，健康のリスクや栄養素の働きにするのは効果的ではない ⟹ ✖

(3) 野菜を多く使ったメニューの選び方．

　昼食では 80％の学生が外食や中食を利用しているため，メニューの選び方についての教育は，短期間で摂取量が増加する可能性が見込まれます．

○か×か？
　調査結果から，最も学生の摂取量の改善が見込まれる方法である ⟹ ○

(4) 野菜の簡単な調理法．

　調理の頻度は「週に 1 回以下」が 80％を占めるため，野菜の調理法の学習により摂取量が改善する可能性は低いと考えられます．

○か×か？

学習内容を調理法にすることは，調理の頻度が低いため効果的ではない． ⇒ ✗

したがって，この問題の解答は (3) となります.

問題2

(1) 弁当用の簡単野菜レシピを配布する.

調査結果から弁当を持参している学生は 20%と少ないため，弁当用のレシピはただちに目標の達成につながらない可能性が高いと考えられます．

○か×か？

学習内容を弁当用のレシピにすることは，弁当持参の頻度が低いため効果的ではない． ⇒ ✗

(2) 学生食堂に，野菜メニューのプロモーションを依頼する.

表 3.1 から，昼食に学生食堂を利用している学生は 30%いることがわかります．また同じ大学内の施設へ働きかけることは便益性についても優れており，適切であると考えられます．

○か×か？

学生食堂に野菜メニューのプロモーションを頼むことは適正である． ⇒ ○

(3) 近隣のコンビニエンスストアに，野菜の入った商品のプロモーションを依頼する.
(4) 近隣の飲食店に，野菜メニューのプロモーションを依頼する.

昼食に近隣のコンビニと飲食店を利用している学生は，それぞれ 30%と 20%認められますが，学生食堂への働きかけと比べると，依頼する場合の費用効果や費用便益が見込まれるとはいい難いと考えられます．

3章　栄養教育論を中心とした問題

○か×か?

近隣のコンビニや飲食店への依頼は，最初に行う取り組みとして1つ選ぶには適切ではない. ⇒ ✘

したがって，この問題の
解答は **(2)** となります.

● 苦手チェックリスト ●

解答が間違っていたらチェックリストを参考に関連科目を復習しよう！

栄養教育論	☐ アンケート結果から対象者の実態を把握する.
	☐ 目標を達成するために最も効果的な方法を選択する.

類題を解くために

Perspective

　栄養指導のためにアンケートやインタビューを行い，その結果を評価して解答する形式は，応用問題では頻出します．アンケート結果から対象者の実態を把握し，課題を探っていきましょう．そして課題の解決方法として，最も効果的な選択肢を選べるようになりましょう！

過去問を徹底分析

 **食物アレルギーをもつ子どもがいる**
母親への栄養指導

解いた日	1回目　　／	2回目　　／

次の文を読み，　**問題1**，　**問題2**に答えよ．

　Ｆ市保健福祉局の管理栄養士である．

　相談者は，　Ｆ市在住の 22 歳，女性．第 2 子妊娠中である．

問題1　市の栄養相談の際に，「第 1 子が牛乳アレルギーなので，次の子供も心配です．今後，私や産まれてくる子どもの食事で気をつけられることは何かありますか」と相談をうけて助言した内容である．**最も適切なのはどれか．1 つ選べ．**

(1) あなた自身の牛乳の摂取は，いつも通りでよいでしょう．

(2) 出生後に母乳を与える際には，砂糖水を飲ませてからにしましょう．

(3) 離乳食を開始する時期を早めましょう．

(4) 人工乳を与える際には，ペプチド乳にしましょう．

問題2　4 か月乳児健康診査の際に「母乳も人工乳もよく飲んでくれています．でも最近，湿疹がひどくなって心配です」と相談をうけた．最初にすべきこととして助言した内容である．**最も適切なのはどれか．1 つ選べ．**

(1) 人工乳を一時中止して下さい．

(2) 人工乳を大豆乳にして下さい．

(3) 牛乳特異的 IgE 抗体の検査をうけて下さい．

(4) 湿疹の治療を含めて，医師に相談して下さい．

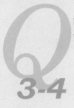 乳児の栄養アセスメントと離乳の支援に関する栄養指導

| 解いた日 | 1回目　／ | 2回目　／ |

次の文を読み，**問題1**，**問題2** に答えよ．

　K市の私立保育園に勤務する管理栄養士である．保育園に通う女児B子（生後10か月）の母親への栄養指導を行っている．

　母親から，B子が離乳食の好き嫌いがあるので心配との相談を受けた．B子は，身長 67.5 cm, 体重 7.5 kg. 精神・運動機能の発達は良好である．

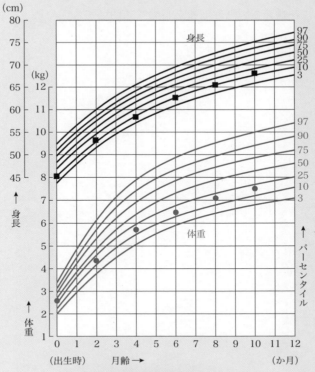

図 3.1　乳児身長体重曲線（女子）

問題1 B子の出生時からの身長と体重の変化を乳児身長体重曲線に示した（図3.1）．B子の栄養アセスメントの結果である．**最も適切なのはどれか．1つ選べ．**

(1) 身長は標準的な身長体重曲線であるが，低体重である．

(2) 体重は標準的な身長体重曲線であるが，低身長である．

(3) 身長，体重ともに身長体重曲線に沿った問題ない成長状態である．

(4) 体重は増えているが，身長は低身長となる傾向がある．

問題2 離乳食の与え方について，母親にたずねた．現在，離乳食は歯ぐきでつぶせる固さで1日3回与えているが肉をあまり好まず，1日1～2回フォローアップミルクを飲ませているという．この内容に対する栄養アセスメントである．**最も適切なのはどれか．1つ選べ．**

(1) フォローアップミルクより母乳を与えるべきである．

(2) 肉を中心にした離乳食が，適切である．

(3) 月齢に応じた離乳食の回数として，多すぎる．

(4) 月齢に応じた離乳食の調理形態として，適切である．

A 3-3 解答と解説

問題 1　解答（1）

（1）あなた自身の牛乳の摂取は，いつも通りでよいでしょう. ⇒ ○

　日本小児アレルギー学会による『食物アレルギー診療ガイドライン2016』では「食物アレルギーの発症予防のため，妊娠中や授乳中に母親が特定の食物を除去すること」は，効果が否定されているうえに，母親の栄養状態に対して有害であり推奨されないとしています.

（2）出生後に母乳を与える際には，砂糖水を飲ませてからにしましょう. ⇒ ✕

　産後母乳分泌量が十分となるまで，新生児に人工乳の代わりに砂糖水を与えることがあります. 人工乳を与えると母乳の飲みが悪くなるという考えにもとづいているようですが，この考えについてのエビデンスはありません.

（3）離乳食を開始する時期を早めましょう. ⇒ ✕

　牛乳アレルギーで通常の育児用調製粉乳が飲めない乳児が，乳アレルギー用のミルクもほとんど飲まない場合，離乳食を少し早めに始めることで十分なエネルギーや栄養素の摂取を促すことがあります. しかし，問題において第2子は，まだ産まれていないのでそもそも牛乳アレルギーかどうかもわかりません.

（4）人工乳を与える際には，ペプチド乳にしましょう. ⇒ ✕

　ペプチド乳は，乳清たんぱくをペプチドのレベルまで分解することで，人工乳の抗原性を低下させたものですが，乳アレルギー用の人工乳ではありません. ペプチド乳ならアレルギーが起こりにくいというエビデンスも十分ではないため，アレルギー予防にすすめるのは適切とはいえません.

問題2　解答（4）

(1) 人工乳を一時中止して下さい. ⇒ ✗

　まだ，湿疹の原因が人工乳によるものとわかっていない段階なので，この時点での中止は適切ではありません.

(2) 人工乳を大豆乳にして下さい。 ⇒ ✗

　大豆乳は，乳アレルギーの乳児に用いられる人工乳です．（1）と同様に，アレルギーの診断がついていない段階から変更することは適切とはいえません.

(3) 牛乳特異的 IgE 抗体の検査を受けて下さい. ⇒ ✗

　病院を受診して問診・診察の結果，牛乳アレルギーの疑いが強ければ診断の参考に特異的 IgE 抗体検査を行う可能性もありますが，検査だけを行っても診断には至りません.

(4) 湿疹の治療を含めて，医師に相談して下さい. ⇒ ○

　生後4か月の乳児には，乳児湿疹や乾燥による湿疹もよくみられます．診察によって，どんな原因による湿疹が疑わしいのか，適切な治療などについて説明を受けることが適切な対応でしょう.

ステップアップしよう

Advice

　食物アレルギーは増加傾向にあり，栄養指導の現場で出会うことも多いでしょう．覚えておいてほしいポイントは，乳幼児における食物の除去は成長への影響も考えて必要最低限にするということです．アレルギーの可能性が高いのであれば，病歴や検査，症状の経過などから，原因食物の特定を行っていきます.

解答と解説

A 3-4

問題 1　解答（3）

(1) 身長は標準的な身長体重曲線であるが，低体重である．⇒ ✕

　身長体重曲線をみると，身長も体重もおおよそ 10 パーセンタイルを推移しています．低体重とは典型的には 3 パーセンタイル未満の体重を指すため，低体重にはあてはまりません．

(2) 体重は標準的な身長体重曲線であるが，低身長である．⇒ ✕

　これも（1）と同様に，低身長とは 3 パーセンタイル未満（または−2 SD 未満）を指すため，10 パーセンタイルの身長は低身長にはあてはまりません．

(3) 身長，体重ともに身長体重曲線に沿った問題ない成長状態である．⇒ ◯

　身長体重曲線より，平均より小さい体格で成長していることがうかがえますが，小さいながらも，およそ 10 パーセンタイルの曲線に沿った良好な成長を示しています．

(4) 体重は増えているが，身長は低身長となる傾向がある．⇒ ✕

　体重，身長ともに曲線に沿った成長を示しており，今のところ低身長の域になっていく傾向は認められません．

予想問題で腕だめし！

問題2　解答（4）

(1) フォローアップミルクより母乳を与えるべきである. ⇒ ✕

　母乳が出るなら母乳を飲ませても構いませんが，生後9か月を過ぎて離乳食を1日3回食べているのであれば，フォローアップミルクを飲んでいても問題はありません. 離乳期に不足しがちなカルシウムや鉄を補うことができるメリットもあると思われます.

(2) 肉を中心にした離乳食が，適切である. ⇒ ✕

　肉を好まないことが示されているため，肉の代わりとなるたんぱく質が豊富な食材を離乳食に用いるほうが適切と考えられます.

(3) 月齢に応じた離乳食の回数として，多すぎる. ⇒ ✕

　生後9か月くらいからは，離乳の進行期として，2回食から3回食に移行するタイミングです. 生後10か月であれば，3回食となっていても多くはありません.

(4) 月齢に応じた離乳食の調理形態として，適切である. ⇒ ○

　離乳の進行期である生後9か月ごろの時期からは，「歯茎でつぶせる固さ」が適切な調理形態（調理した食品の固さ）とされます.

　なお，生後12か月ごろから生後18か月は，離乳の完了期となり，調理形態が「歯茎で噛める固さ」となることもあわせて覚えましょう！

ステップアップしよう

Advice

　離乳食の問題は，毎年1つは出題されています. まずは離乳の流れを覚えることが第一歩となります. 離乳の開始が生後5・6か月（1日1回）→生後7・8か月（1日2回）→生後9〜11か月（1日3回）→生後1歳〜1歳半（1日3回）で離乳の完了です. 離乳の完了は「エネルギーや栄養素の大部分を母乳またはミルク以外の食物からとれる」ことであり，母乳やミルクを飲んでいてかまわないこともよく出題されます.

4章

給食経営管理を
中心とした問題

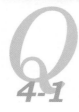

給食施設の経営管理

● 第 30 回管理栄養士国家試験（2016 年）より ●

| 解いた日 | 1 回目　　／ | 2 回目　　／ |

次の文を読み 問題1 ，問題2 に答えよ．

K 社員食堂の運営を受託する給食会社に勤務する管理栄養士である．経営状態の改善を目的に，この施設の経営管理を任されることになった．経営状態を把握し，収益性を予測するために損益分岐点分析を行った．この施設の A 期から B 期への売上高，固定費，変動費の変化を表 4.1 に示す．

表 4.1　損益分岐点分析資料

	A 期	B 期
売上高（万円）	240	250
固定費（万円）	95	105
変動費（万円）	120	125

問題1 　損益分岐点から導き出されるアセスメント結果は，変動比率 ___a___ ，損益分岐点売上高 ___b___ ，収益性 ___c___ であった．_____ に入る**正しいもの**の組み合わせはどれか．**1 つ選べ**．

	a		b		c
(1)	上昇	ー	上昇	ー	上昇
(2)	不変	ー	低下	ー	低下
(3)	不変	ー	上昇	ー	低下
(4)	低下	ー	上昇	ー	低下
(5)	低下	ー	低下	ー	上昇

問題2 　経営状態の改善を図るために考えた方策である．損益分岐点分析の結果に基づくものとして，**最も適切なのはどれか．1 つ選べ**．

(1) 食材料費の見直し　　　(2) 消耗品の節約
(3) 正社員の配置の見直し　　　(4) パートタイマーの配置数の見直し

この問題の着眼点

Viewpoint

給食にかかわる原価を固定費と変動費に正しく分類することができるか，またそのデータをもとに経営状態のアセスメント方法を問うている問題です．

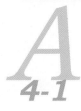

解答と解説

Approach

正解に到達するために

▶ 原価の構成を理解することが，原価管理の第一歩になります．
▶ 経営状態の評価に関わるデータを読む力を身につけましょう．

問題 1

損益分岐点とは経営状態を評価する指標です．企業において，損益の計算上，売上高，総原価が等しくなり利益と損失がちょうど 0 となる売上高を**損益分岐点売上高**といいます（図 4.1）．

図 4.1　損益分岐図

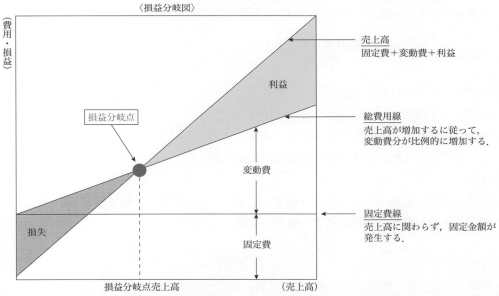

※ 損益分岐点が高い（右にずれる）ほど利益が減少するため収益率が下がり，損益分岐点が低い（左にずれる）ほど収益率が良いと判断できる．

損益分岐点売上高を売上げが上回ると利益が生まれ，売上げが下回ると損失が生じます．損益分岐点が高いほど，利益を生むためには多くの売上げが必要であり，経営効率が悪いことを意味します．

（a）変動比率と損益分岐点変動比率の分析

損益分岐点売上高は以下の式から求められます．

> 変動比率 ＝ 変動費 / 売上高
>
> 損益分岐点売上高 ＝ 固定費 ÷（1 － 変動比率）

K 社員食堂の変動比率については，

A期：120 万円 / 240 万円 ＝ 0.5

B期：125 万円 / 250 万円 ＝ 0.5

となり不変です．また，損益分岐点売上高は，

A期：95 万円 /（1 － 0.5）＝ 190 万円

B期：105 万円 /（1 － 0.5）＝ 210 万円

であり，A期からB期にかけて上昇しています．

（b）収益性の分析方法

収益性は，損益分岐点図から視覚的に判断することもできますが，**損益分岐点比率を計算し**確認できます．損益分岐点比率とは，実際の売上高に占める損益分岐点売上高の割合であり，**損益分岐点比率が低いほど収益率が高い**ことを意味します．

$$損益分岐点比率 ＝ \frac{損益分岐点売上高}{売上高} \times 100$$

損益分岐点比率を計算すると，

A期：190 万円 / 240 万円 × 100 ＝ 79%

B期：210 万円 / 250 万円 × 100 ＝ 84%

となり，A期からB期にかけて損益分岐点比率が上昇していることから，収益性の低下が確認できます．

（1）上昇－上昇－上昇　　**（2）不変－低下－低下**　　**（3）不変－上昇－低下**

（4）低下－上昇－低下　　**（5）低下－低下－上昇**

○か×か

変動比率は不変，損益分岐点売上高は上昇，収益性は低下といえる．

（1）（2）（4）⟹ ✗　　（3）⟹ ○

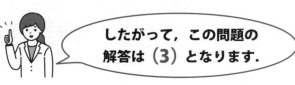

したがって，この問題の解答は（3）となります．

4章　給食経営管理を中心とした問題

問題2

　給食の販売価格は**総原価**に利益を加えて設定されます．損益分岐点を用いた経営状態のアセスメントでは，総原価を**固定費**と**変動費**にわけて分析することで，採算ラインを見極めることや，抑制すべき費用を明らかにすることができます（表4.2）．

表 4.2　固定費と変動費

固定費	売上げ（食数）に関係なく，固定的に発生する費用 例）施設・設備費，人件費（正規職員），水光熱費（基本料金），減価償却費[*1]
変動費	売上げ（食数）に応じて，増減する費用 例）材料費，人件費（パートタイマー），水光熱費（使用量に対する料金），消耗品など

＊1）原価償却資産は，通常，利用した年数に応じた金額が会計年度ごとに取得原価から徐々に減価償却法（会計・減価償却法）に基づき減額される．
日本給食経営管理学会　監修，『給食経営管理用語辞典　第3版』，第一出版（2020）より．

　問題1の分析によると，A期からB期にかけて**変動比率**（売上高に占める変動費の割合）に変化はなく，**収益性**が低下していました．したがって，収益性低下の要因としては，**固定費増加の影響**が大きく，固定費を抑制することを検討すべきと考えられます．

表 4.3　損益分岐点分析結果から収益性を向上させるためのポイント

売上げの増加	販売食数の増加，売価の値上げ，新メニューの開発，赤字メニューの撤退
固定費の削減	給食業務の委託化による正規職員人件費の削減，運営管理業務の合理化（サイクル献立の取入れ，給食管理ソフトの導入など）による正規職員人件費の削減
変動費の削減	購入業者の見直しや購入方法の変更（入札の取入れなど）による食材費の削減，カット野菜や冷凍食品の積極的な活用によるパート職員人件費や，水光熱費の削減（この時食材費は増加する）

（1）食材料費の見直し

○か×か

食材料費は食数に比例して増減する費用のため，変動費である（表4.3）．　⟹　✕

（2）消耗品の節約

○か×か

消耗品費（使い捨て手袋などの衛生用品や，盛りつけに使用するホイルなど）は食数に応じて変動する費用のため，変動費である（表 4.3）. ⟹ ✕

（3）正社員の配置の見直し

○か×か ⟹ ×

正社員の給与は，繁忙期や閑散期に関係なく固定的に発生する費用のため，固定費となる（表 4.3）. ⟹ ○

（4）パートタイマーの配置数の見直し

○か×か

パートタイマーやアルバイトなどの短時間労働者の給与は，繁忙期やイベント開催時などの食数に応じて変動する費用のため，変動費である（表 4.3）. ⟹ ✕

したがって，この問題の解答は（3）となります.

● 苦手チェックリスト ●

解答が間違っていたらチェックリストを参考に関連科目を復習しよう！

	給食経営管理	☐ 給食原価の構成を理解しましょう.
		☐ 経営状態の評価項目を見直しましょう.

解答と解説 Q4-1

類題を解くために

Perspective

　損益分岐点分析は経営状態のアセスメントに利用され，また同時に原価構成についての理解度が問われることから，応用問題で出題されやすい論題です．

原価構成について，損益分岐点分析[※1]では売上げに応じて変動するか否かで，固定費と変動費に分類されましたが，損益計算書（P/L）などの会計報告書[※2]では，使用目的に応じた分類をします．混同しやすいポイントですので，あわせて用語の定義を復習しておきましょう．

間接費				一般管理費 販売費	利益	販売価格
			製造間接費			
直接費 ↕	食材費（材料費）		直接費（直接原価）	製造原価	総原価	
	人件費（直接労務費・労務費）					
	経費（直接経費）					

直接費	直接的に給食の生産に関わる費用
間接費	間接的に給食の生産に関わる費用
食材費	給食提供に係る食材の費用
人件費	賃金，賞与，退職金，福利厚生費
経　費	材料費と人件費に含まれない，給食生産に関わる全ての費用
販売費	提供または販売するための費用（広告費，販売経費 等）
一般管理費	本社経費の分担費，事務職員の労務費等

図 4.2　原価構成の分類

※1 損益分岐点分析　売上に応じて変動する費用か否かで分類．売上高 = 固定費 + 変動費 + 利益
※2 会計報告書　使用目的による分類

過去問を徹底分析

171

作業工程表と動線図の作成ポイント

● 第 33 回管理栄養士国家試験（2019 年）より ●

解いた日	1 回目	／	2 回目	／

次の文を読み 問題1 ， 問題2 に答えよ．

　K 小学校に勤務する栄養教諭である．単独校方式で 600 食の給食を提供している．その日の献立は，パン，鮭のムニエル，ブロッコリーのサラダ，じゃがいもとキャベツのスープ，牛乳である．図 4.3 は，食品の動線図である．

図 4.3　食品の動線図

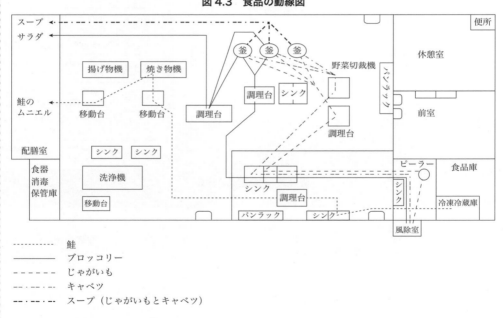

```
-------------    鮭
─────────    ブロッコリー
- - - - - -    じゃがいも
--- ・ --- ・    キャベツ
-- ・ --- ・ --    スープ（じゃがいもとキャベツ）
```

4 章　給食経営管理を中心とした問題

問題1　作業工程で時間帯をずらして行ったほうが良い作業の組合せである．**最も適切なのはどれか．1 つ選べ．**

(1) キャベツの洗浄作業　―　鮭の調味作業

(2) ブロッコリーのゆで作業　―　キャベツの切裁作業

(3) サラダの調味作業　―　鮭の焼き作業

(4) スープの配缶作業　―　サラダの配缶作業

問題2 ピーラーが故障し，当日の作業工程の変更をしなければならなくなった．予定では，A班はじゃがいもの下処理と鮭のムニエルを，B班はサラダを，C班はスープを担当することになっていた．変更内容として，**最も適切なのはどれか．1つ選べ**．

(1) A班のみで，じゃがいもの皮むきを行い，鮭の焼き時間を遅らせる．

(2) B班が，ブロッコリーをゆでた後，冷却中にじゃがいもの皮むきを手伝い，その後サラダを仕上げる．

(3) C班が，キャベツの洗浄・切裁を終えた後，じゃがいもの皮むきを手伝い，その後スープの加熱と調味を行う．

(4) A班，B班，C班の全員が，じゃがいもの皮むきを行い，その後それぞれ予定の作業を行う．

この問題の着眼点

Viewpoint

　衛生管理上のリスクを動線図から読みとる力と，給食設備や人員にあわせた作業工程表を作成する力を試す問題です．

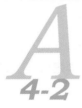

解答と解説

Approach

▶ 調理作業を衛生レベルで区分できるようになろう．
▶ 作業工程表と動線図について，作成の目的とルールを理解しよう．
▶ 調理室で使用する機器について理解しよう．

問題 1

　給食施設内の汚染作業と非汚染作業の区分と，各区域内で行われる調理作業の理解が求められる設題です．二次汚染を防ぐために，人の動き（作業工程表）と食材の動き（動線図）に着目し，正解を導き出します．

　作業工程表は，作業の担当者を明確化することで人を介した二次汚染を防止することと，出来上がり時間を起点として工程を組むことで，調理終了から喫食までの時間を短縮することを目的に作成されます．動線図は，食品が汚染区域から非汚染区域に向けて一方通行に流れていく様子を明確に示し，食品の交差による二次汚染を防止します（表4.4）．

表 4.4　作業区域，衛生度区分表

	区域	主な作業
汚染作業区域	検収室，食品庫	検収（鮮度等の確認），食品の保管
	下処理室	野菜の洗浄，魚・肉類の調味，割卵
非汚染作業区域	準清潔区域	野菜の切裁，煮る，揚げる，焼くなどの加熱調理
	清潔区域	加熱調理後の冷却，調理済み食品の保管

「学校給食調理従事者検収マニュアル」より．

（a）作業工程表の作成ポイント

ⅰ）調理室（非汚染作業区域）における作業について，**二次汚染**を防ぐために担当者の作業内容を，時系列に示しましょう．

ⅱ）汚染度の高い食品（肉，魚，卵など）を扱う作業と，汚染を避けたい食品（非加熱調理食品や和え物など）を扱う作業（非加熱調理や和えもの）を明確に区分して，**掛け持ち作業**を行わせないようにしましょう．

ⅲ）調理終了から喫食までの時間を短縮するために，作業工程表はできあがり時間から逆算して作成しましょう．

ⅳ）衛生管理のポイントを明記しましょう．

（b）動線図の作成ポイント

ⅰ）作業をする人ではなく，**食品の動線を示しましょう．**

ⅱ）汚染度の高い食品と，汚染を避けたい食品の交差を防ぐために明確な動線を示しましょう．作業動線は固定されているものではなく，交差を防ぐために献立の組みあわせによって変更します．

ⅲ）汚染度の高い食品の動線は赤色系，汚染を避けたい食品は青色系と決めておくと，交差が生じた場合の意識づけにつながります．汚染度の高い食品と汚染を避けたい食品の動線が**交差する場合は，作業工程表で時間差をつけてタイムスケジュールを組みます．**ただし，時差をつけて作業ができない場合は，献立を変更します．

ⅳ）同じ調理で使用する場合に限り，食品（野菜など）は一本の動線にまとめてもよく，本来は個々の食品の動線を示すものですが，みやすさを考慮した場合，上記のようにまとめることができます．しかし，同じ食品であっても，別の料理に使用する食品をまとめて示すことは適切ではありません．

（1）キャベツの洗浄作業　―　鮭の調味作業

　キャベツの洗浄作業と鮭の調味作業は，ともに**汚染作業区域**の作業であり，また動線図から異なるシンクを使用していることが確認できます．

> **〇か×か**
> 調理担当者と別の担当者であれば，同時に洗浄作業と調味作業をしても問題ない．
> ⇒ ✖

（2）ブロッコリーのゆで作業　―　キャベツの切裁作業

　ブロッコリーのゆで作業とキャベツの切裁作業は，非汚染作業区域（準清潔区域）の作業です．

> **〇か×か**
> 　動線図から，同じ釜で調理することとなっており，ブロッコリーのゆで作業が終了するタイミングでキャベツの切裁作業を終え，スープの作成に取りかかるのが望ましい．
> ⇒ ✖

(3) サラダの調味作業 ― 鮭の焼き作業

サラダの調味作業は非汚染作業区域（清潔区域）の作業であり，鮭の焼き作業は非汚染作業区域（準清潔区域）の作業です．

> ### 〇か×か
> 動線図から，サラダの調味作業とする調理台と，鮭の焼き作業をする作業台の位置が近く，汚染度の高い食品と汚染させたくない食品が交差するケースが想定される．加熱前の鮭からサラダへの二次汚染を防ぐために，時間帯をずらすことが望ましい． ⟹ 〇

(4) スープの配缶作業 ― サラダの配缶作業

> ### 〇か×か
> ともに非汚染作業区域（清潔区域）の作業であり，できあがり時間の直前に行う作業である． ⟹ ✗

したがって，この問題の解答は（3）となります．

問題2

この問題では，二次汚染を防ぎながら調理の出来時間をずらさない対応が求められています．また，食数や献立からそれぞれの作業にかかる時間を概算できることや，調理室で使用する機器の特性を理解することも重要です．

ピーラーは，**皮むき機（球根皮むき機）**とも呼ばれます（図4.4）．機器のサイズにより，10 kg〜30 kgのじゃがいも，玉ねぎ，里芋などの皮むきを行うことが可能です．この際，1回の処理量は，最大処理量の70％程度が，効率が良いとされています．ただし，手作業で包丁などを用いた皮むきより，処理時間が長くなると，廃棄率は多くなる傾向があります．そのため，処理量に対して操作時間を標準化し施設ごとの廃棄率を調査することが望ましいとされます．

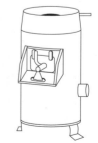

図4.4 ピーラー (皮むき機)

　また，野菜を水で洗浄しながら，円盤を回転させて使用するため，使用時に泥や細菌で汚染された水が飛散しやすい構造となっています．したがって，設置個所は検収室が適当であり，使用中は蓋をして汚染水の飛散を防ぐ必要があります．

（1）A班のみで，じゃがいもの皮むきを行い，鮭の焼き時間を遅らせる．

> ○か×か
>
> 　食数と献立から 20 kg 前後のじゃがいもの処理が必要であると考えられる．またA班は 2 人前後で構成されていると想定できる．この時，A班のみでじゃがいもの皮むきを手作業で行うことは，提供時間の遅れに繋がる可能性があるため適さない．⇒ ✗

（2）B班が，ブロッコリーをゆでた後，冷却中にじゃがいもの皮むきを手伝い，その後サラダを仕上げる．

> ○か×か
>
> 　ブロッコリーをゆでるのは準清潔区域の作業，じゃがいもの皮むきは汚染作業区域，また，サラダの調味は清潔区域と，調理員が汚染作業区域と清潔区域を行き来する工程となっており，人を介した二次汚染が発生する可能性が高くなるため，避けたい工程である．
> ⇒ ✗

（3）C班が，キャベツの洗浄・切裁を終えた後，じゃがいもの皮むきを手伝い，その後スープの加熱と調味を行う．

> ○か×か
>
> 　キャベツの洗浄は汚染作業区域，キャベツの切裁は準清潔区域で行われ，じゃがいもの皮むきは汚染作業区域，スープの加熱と調味は準清潔区域と，汚染作業区域と清潔区域を移動するため，（2）と同様の理由から避けたい．また，やむを得ず区域間の移動を行う場合は，学校給食衛生管理基準に準じた手指の洗浄および消毒が必要になる．⇒ ✗

（4）A班，B班，C班の全員が，じゃがいもの皮むきを行い，その後それぞれ予定の作業を行う．

> ## ○か×か
>
> 汚染作業区域と清潔区域をまたいだ人の移動が少なく，工程についても大幅に変更することがないため，最も適当と考えられる． ⇒ ○

したがって，この問題の解答は（4）となります．

● 苦手チェックリスト ●

給食経営管理	☐ 学校給食衛生管理マニュアルを見直そう．
	☐ 給食施設の衛生区分による作業内容を覚えよう．
	☐ 作業工程表，動線図の作成の目的とルールを復習しよう．
	☐ 施設設備と調理機器について見直そう．

類題を解くために

Perspective

　作業工程表，動線図は頻出の問題です．学校給食衛生管理マニュアルとあわせて押さえておきましょう．作成の目的・ルールを理解し，学校給食衛生管理基準にある，手指の洗浄および消毒が必要な場面（図4.5）についても，あわせて確認しておきましょう．

図 4.5　調理作業時の留意点

> 学校給食調理員は，以下の点に留意して調理作業にあたること
> 次に定める場合には，必ず手指の洗浄および消毒を行うこと
> ① 作業開始前および用便後
> ② 汚染作業区域から非汚染作業区域に移動する場合
> ③ 食品に直接触れる作業にあたる直前
> ④ 生の食肉類，魚介類，卵，調理前の野菜類などに触れたあと，他の食品や器具に触れる場合

「学校給食衛生管理の基準」より．

給食施設の運営に関する
総合的な問題

| 解いた日 | 1回目　　／ | 2回目　　／ |

次の文を読み，**問題1**，**問題2**，**問題3**に答えよ．

　単独調理場方式で 200 食を提供している学校給食施設において，ほうれん草としめじの和え物を作成する際の作業工程や献立内容に関する記述である．この時，1 人あたりの純使用量として，ほうれん草 30 g，しめじ 20 g，にんじん 10 g の献立とする．

問題1　ほうれん草について，各作業区域における衛生的かつ効率的な取り扱い方法として，**最も適切な組み合わせはどれか．1 つ選べ．**

	検収室	下処理室	準清潔区域	清潔区域
(1)	納品時に表面温度を測定した	三槽水槽を使用したため水で洗浄した	茹でてから切裁した	調味後 15 ℃の冷蔵庫で保管した
(2)	納品時に表面温度を測定した	三槽水槽を使用し根を落として洗浄した	切裁してから茹でた	中心温度を 15 ℃に下げてから調味した
(3)	納品後は 8 ℃の冷蔵庫で保管した	三槽水槽を使用し流水で洗浄した	茹でてから切裁した	中心温度を 15 ℃に下げてから調味した
(4)	納品時に中心温度を測定した	三槽水槽を使用し洗浄後に根を落とした	切裁してから茹でた	調味後 5 ℃の冷蔵庫で保管した
(5)	納品時に中心温度を測定した	三槽水槽を使用し根を落として洗浄した	切裁してから茹でた	調味後 15 ℃の冷蔵庫で保管した

問題2　ほうれん草としめじの和え物を作業する際の留意点である．**正しいのはどれか．2 つ選べ．**

(1) 野菜のいたみによる廃棄率の変動は，下処理の手順を標準化することにより防げる．

(2) 野菜の洗浄後の重量は，洗浄前よりも増加する．

(3) ほうれん草を茹でる際，沸騰した湯に対して容量で 1/3 程度，ほうれん草を鍋に入れる．

(4) 和える作業は，200人分を一度に行うほうが，わけて行うよりも味にムラが起こりにくい．

(5) 和え物の調味作業後の放水は，少量調理に比べて多くなる．

問題3 天候不良のため，ほうれん草の価格が高騰していると業者から連絡があった．これをうけ，変動費を上昇させないように献立を見直すこととなった．ほうれん草としめじの和え物の変更内容として**最も適切なものはどれか．1つ選べ．**

(1) ほうれん草を10gに減らし，にんじんを30gに増やす．

(2) ほうれん草としめじの和え物を冷凍ゼリーに変更する．

(3) ほうれん草を冷凍に変更し，野菜洗浄担当者（パート職員）を1日勤務から半日勤務に変更する．

(4) ほうれん草の洗浄と切裁を，当日作業から前日作業に変更する．

(5) ほうれん草としめじの和え物の全体量を2/3に減らし，かわりに主食を増やす．

特定給食施設における献立作成

解いた日　1回目　　／　　2回目　　／

次の文を読み 問題1 ，問題2 ，問題3 に答えよ．

　昼食を提供している事業所給食（18歳〜65歳までが所属する，男女混合の集団）の管理栄養士である．

問題1　食事計画に関する記述である．**正しいのはどれか．1つ選べ．**

(1) 給与エネルギー量は，肥満者の割合が少なくなるように設定する．

(2) 脂質は，エネルギー比率で13〜20％に設定する．

(3) カルシウムは，18〜29歳男性の推定平均必要量を目指す．

(4) 食品構成表は，栄養教育の方針を示す基準として使用できる．

(5) ビタミンB_1は耐容上限量が設定されており，過剰摂取に注意が必要である．

問題2　食事計画にもとづき予定献立を作成する．予定献立を作成する手順について，**誤っているのはどれか．1つ選べ．**

(1) 食品群別荷重平均成分表を過去の献立をもとに作成した．

(2) 食品群別荷重平均成分表を基に食品構成を作成した．

(3) 主食としての穀物のエネルギー量は，総エネルギーの45〜50％が望ましい．

(4) 野菜量の1/3以上は，緑黄色野菜にするとよい．

(5) 予定献立表を基に給与栄養量を計算した．

問題3　表4.6は，1年間の鮮魚類の使用量割合とそれに対応する日本食品標準成分表の可食部100gあたりのエネルギー量である．表4.6に基づき，鮮魚類の荷重平均エネルギー量（kcal/100g）を算出した．**正しいのはどれか．1つ選べ．**

(1) 80 kcal　(2) 100 kcal　(3) 140 kcal
(4) 160 kcal　(5) 200 kcal

表4.6　1年間の鮮魚類使用量割合と日本食品標準成分表

食品名	使用割合 (%)	エネルギー (kcal/100 g)
しろさけ	30	133
まあじ	20	126
さわら	20	177
まさば	20	247
かれい	10	95

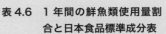

予想問題で腕だめし！

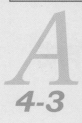

A
4-3

解答と解説

問題 1　解答（2）

　近年，給食施設や食数，献立が例示される問題が頻出しています．**大量調理施設衛生管理マニュアルと学校給食衛生管理基準の内容は必ず押さえておきましょう．**また，この問題の解答を選ぶためには，汚染作業区域と，非汚染作業区域での作業を明確にして，区別できるようになりましょう．以下に，それぞれの領域で行うことをまとめました．

（a）検収室（汚染作業区域）での注意点

　検収室では放射温度計を使用して，食品の表面温度を測定します．検収時の温度確認は放射温度計を用いた表面温度であり，表 4.7 の温度は各食品ごとの保存温度であることに注意して，検収作業にあたります．また，納入業者が運搬の際，適切な温度管理を行っていたかどうかを含めた点検が必要であるとされています．

（b）下処理場（汚染作業区域）での注意点

　野菜の洗浄は三槽水槽を使用して，流水で水の循環をよくさせながら洗浄します．

表 4.7　学校給食用食品の原材料，製品などの保存基準

食品名		保存温度
牛乳		10 ℃以下
固形油脂		10 ℃以下
種実類		15 ℃以下
豆腐		冷　蔵
魚介類	鮮魚類	5 ℃以下
	魚肉ソーセージ，魚肉ハム及び特殊包装かまぼこ	10 ℃以下
	冷凍魚肉ねり製品	−15 ℃以下
食肉類	食肉	10 ℃以下
	冷凍食肉（細切した食肉を凍結させたもので包装容器に入れたもの）	−15 ℃以下
	食肉製品	10 ℃以下
	冷凍食肉製品	−15 ℃以下
卵　類	殻付卵	10 ℃以下
	液卵	8 ℃以下
	凍結卵	−15 ℃以下
乳製品類	バター	10 ℃以下
	チーズ	15 ℃以下
	クリーム	10 ℃以下
生鮮果実・野菜類		**10 ℃前後**
冷凍食品		−15 ℃以下

学校給食衛生管理基準より．

(c) 準清潔作業区域（非汚染作業区域）での注意点

　加熱調理後の二次汚染を防ぐため，野菜は切裁後に加熱します．

(d) 清潔作業区域（非汚染作業区域）での注意点

　調理後直ちに提供される食品以外の食品は，食中毒菌の増殖を抑制するために，10 ℃以下または 65 ℃以上で管理することが必要です．

(1) 納品時に表面温度を測定した／三槽水槽を使用し，ため水で洗浄した／茹でてから切裁した／調味後 15 ℃の冷蔵庫で保管した ⇒ ✕

　検収室（汚染作業区域）での作業は適切ですが，下処理場（汚染作業区域），準清潔作業区域（非汚染作業区域），清潔作業区域（非汚染作業区域）での作業は適切とはいえません．

(2) 納品時に表面温度を測定した／三槽水槽を使用し根を落として洗浄した／切裁してから茹でた／中心温度を 15 ℃に下げてから調味した ⇒ ◯

　検収室（汚染作業区域）から，下処理場（汚染作業区域），準清潔作業区域（非汚染作業区域），清潔作業区域までの作業はすべて適切であるといえます．

(3) 納品後は 8 ℃の冷蔵庫で保管した／三槽水槽を使用し流水で洗浄した／茹でてから切裁した／中心温度を 15 ℃に下げてから調味した ⇒ ✕

　検収室（汚染作業区域），下処理場（汚染作業区域），清潔作業区域（非汚染作業区域）での作業は適切ですが，準清潔作業区域（非汚染作業区域）での作業は適切とはいえません．

(4) 納品時に中心温度を測定した／三槽水槽を使用し洗浄後に根を落とした／切裁してから茹でた／調味後 5 ℃の冷蔵庫で保管した ⇒ ✕

　検収室（汚染作業区域），下処理場（汚染作業区域）での作業は適切とはいえません．なお，準清潔作業区域（非汚染作業区域），清潔作業区域（非汚染作業区域）での作業は適切であるといえます．

(5) 納品時に中心温度を測定した／三槽水槽を使用し，根を落として洗浄した／切裁してから茹でた／調味後 15 ℃の冷蔵庫で保管した ⇒ ✕

　下処理場（汚染作業区域），準清潔作業区域（非汚染作業区域）での作業は適切ですが，検収室（汚染作業区域），清潔作業区域（非汚染作業区域）での作業は適切とはいえません．

問題2　解答（2）（5）

　大量調理における調理特性についても，衛生管理とあわせて出題されやすいので，少量調理と比較しながら理解しておきましょう．

（1）野菜のいたみによる廃棄率の変動は，下処理の手順を標準化することにより防げる．⇒ ✕

　下処理の標準化は，調理員の違いによる廃棄率の変動を抑制することに有効です．

（2）野菜の洗浄後の重量は，洗浄前よりも増加する．⇒ 〇

　野菜の洗浄時の吸水や付着水は，大量調理では少量調理より増加する傾向があります．吸水，付着水が多いと加熱調理や調味に影響を与えるので，しっかり水を切る工夫が必要です．

（3）ほうれん草を茹でる際，沸騰した湯に対して，容量で 1/3 程度のほうれん草を鍋に入れる．⇒ ✕

　ほうれん草を茹でる際に，鍋への投入量が多いと，湯の温度が下がり中心温度を 75 ℃，1 分以上まで加熱することが難しくなります．一度に投入する量は，湯の量に対して 1/10 程度が望ましいでしょう．

（4）和える作業は，200 人分を一度に行うほうが，わけて行うよりも味にムラが起こりにくい．⇒ ✕

　大量に和える作業を行った場合，容器内で味にムラが起こりやすく，また調味後の放水のために味が薄まりやすくなります．

（5）和え物の調味作業後の放水は，少量調理に比べて多くなる．⇒ 〇

　大量調理では喫食までの時間が長くなりやすいことや，食材の重石効果により，和え物での調味後の放水が起こりやすく，調味料や栄養成分が流出することで品質が低下しやすくなります．

問題3　解答（3）

原価構成を理解することは，経営管理では欠かせません．給食に関わる費用を，固定費と変動費に分類できるように復習しましょう（表 4.7）．

表 4.7　固定費と変動費

	概要	例
固定費	売上げ（食数）に関係なく固定的に発生する費用	施設・設備費，人件費（正規職員），水光熱費（基本料金）
変動費	売上げ（食数）に応じて増減する費用	材料費，人件費（パートタイマー），水光熱費（使用量に対する料金），消耗品費など

(1) ほうれん草を 10 g に減らし，にんじんを 30 g に増やす．⇒ ✕

献立名の変更が必要な場合，ほうれん草を減らすより使用しないメニューに変更します．

(2) ほうれん草としめじの和え物を，冷凍ゼリーに変更する．⇒ ✕

(5) ほうれん草としめじの和え物の全体量を 2/3 に減らし，かわりに主食を増やす．⇒ ✕

栄養管理上，不適切な変更です．

(3) ほうれん草を冷凍に変更し，野菜洗浄担当者（パート職員）を 1 日勤務から半日勤務に変更する．⇒ ○

冷凍ほうれん草を使用することで，食材費の上昇が起こっても，下処理の工程が少なくなることで，パート職員の人件費や水道代が削減できます．よって，適切な対応であると考えられます．なお，パート職員の人件費は変動費です．また，水光熱費の基本料金は固定費ですが，使用量に対する料金は変動費に分類されます．

(4) ほうれん草の洗浄と切裁を，当日作業から前日作業に変更する．⇒ ✕

学校給食衛生管理基準では原則として「前日調理を行わず，すべてその日に加熱調理したものを給食すること」とされています．

ステップアップしよう

Advice

学校給食衛生管理基準と大量調理の特性について復習し，品質に影響を及ぼす要因と給食原価の構成を理解しましょう．

解答と解説

問題 1　解答（4）

　特定給食施設において，対象集団へのアセスメントから献立作成に至るまでの流れを理解しておきましょう．給与エネルギー量や給与栄養目標量の設定と，食事計画実施後の評価方法は問われやすいポイントです．献立は，対象集団をアセスメントし，集団の情報を十分に理解したうえで，対象集団の特性に見合った食事計画を立案します．

（1）給与エネルギー量は，肥満者の割合が少なくなるように設定する．　⇒　✕

　肥満とやせの割合が少なくなるように，「日本人の食事摂取基準（2020年版）」の考え方に基づいて設定しましょう．問題のような成人を対象とした集団においては，BMI 18.5 kg/m² 以上〜25 kg/m² 未満の範囲に入る割合が増えるように設定します．

（2）脂質は，エネルギー比率で 13〜20% に設定する．　⇒　✕

　「日本人の食事摂取基準（2020年版）」において，18歳〜65歳の男女の脂質エネルギー比率は 20〜30% です．エネルギー比率が 13〜20% なのは，18歳〜49歳の男女におけるたんぱく質エネルギー比率です．

（3）カルシウムは 18〜29 歳男性の推定平均必要量を目指す．　⇒　✕

　集団においての必要栄養量は，不足（過剰）のリスクが最も少なくなる数字を設定することが望ましいとされています．成人のカルシウムの推奨量，推定平均必要量は 18〜29歳の男性で最も高くなります（表4.8）．また，不足しがちな栄養素は推奨量を目指し，少なくとも推定平均必要量を下回らないような献立の作成が必要です．

（4）食品構成表は，栄養教育の方針を示す基準として使用できる．　⇒　○

　食品構成表とは，給与栄養目標量を栄養のバランスを配慮して，食品群ごとの使用量に置き換えて示したものです．献立作成時に使用することに加え，食品群ごとに摂取すべき適量が示されており，栄養教育の媒体としても有効です．食品構成を利用するメリットとしては，次の3つがあげられます．

表 4.8　カルシウムの食事摂取基準（mg/日）

性　別	男性				女性			
年齢等	推定平均必要量	推奨量	目安量	耐容上限量	推定平均必要量	推奨量	目安量	耐容上限量
18〜29（歳）	650	800	−	2,500	550	650	−	2,500
30〜49（歳）	600	750	−	2,500	550	650	−	2,500
50〜64（歳）	600	750	−	2,500	550	650	−	2,500
65〜74（歳）	600	750	−	2,500	550	650	−	2,500

「日本人の食事摂取基準（2020 年版）」，厚生労働省（2019）より．

- ・毎日の献立の栄養量にバラツキがなくなる．
- ・栄養価計算をその都度行わなくても良いので，献立作成業務の効率化が図れる．
- ・使用食品の種類や使用量のムラや無駄を防ぐことができる．

(5) **ビタミン B₁ は耐容上限量が設定されているため，過剰摂取にも注意が必要である．**

　　　⇒　✗

　ビタミン B₁ に耐容上限量は示されていません．

問題 2　解答（5）

　予定献立については，食品群別荷重平均成分表と食品構成表の作成と使用方法について確認しておきましょう．献立を作成・実施する手順は次の①〜⑥のとおりです．
① 給与栄養目標量の設定，② 料理パターン，③ 食品群別荷重平均成分表，④ 食品構成表，⑤ 予定献立，⑥ 実施献立

(1) **食品群別荷重平均成分表を過去の献立をもとに作成した．** ⇒ 〇

　食品群別荷重平均成分表とは，それぞれの食品群に属する食品の構成割合に基づいて求めた栄養成分の平均値を一覧にしたものです．特定給食施設では，給食の目的，対象者の年齢や嗜好，地域性などにより献立に違いがあることから，給食の条件が異なり共通性が少なくなります．そのため，施設ごとに作成することが望ましいとされています．食品群別荷重平均成分表の作成方法として，過去の食品の使用実績から求める際には，次の手順で作成しましょう．

予想問題で腕だめし！

① 各食品の食品群における構成比率（％）を，それぞれの食品の使用重量（g）とみなして，日本食品標準成分表を用いて各栄養素量を算出する.
② 食品群別に合計を求め，その合計した値が各食品群別の 100 g あたりの荷重平均成分値となる.

(2) 食品群別荷重平均成分表を基に食品構成を作成した. ⇒ ◯

　食品構成表は，食品群別荷重平均成分表に示された食品群ごとの栄養価を使用することで作成できます.

(3) 主食としての穀物のエネルギー量は，総エネルギーの 45〜50％が望ましい. ⇒ ◯

　食品構成表をバランスよく作成するためには，作成手順が重要となります. 食品構成表の作成手順は以下のとおりです.
① 穀類（主食となる米・パン・麺，その他穀類）の使用量を決める
　総エネルギーに対する主食の穀類エネルギー比率（45〜50％）とする.
② 動物性食品（主菜となる肉・魚・卵・乳）の使用量を決める
　主菜から摂るたんぱく質は，総たんぱく質量の 70％（主食で 20〜25％）です. このとき，動物性たんぱく質比は，総たんぱく質量の 40〜45％になります.
③ 植物性食品の使用量を決める
④ 油脂類・砂糖類の使用量
　①〜③を合計し，脂質のエネルギー比が 20〜30％になるように設定する. さらに残りのエネルギー量を砂糖類から求める.
⑤ 給与栄養目標量と比較・調整を行う

(4) 野菜量の 1/3 以上は，緑黄色野菜にするとよい. ⇒ ◯

　食品構成作成において，ビタミン・ミネラル・食物繊維が不足しないようにしましょう. 野菜量として 1 日 350 g 以上，そのうち緑黄色野菜を 150 g 以上となるように設定します.

(5) 予定献立表を基に給与栄養量を計算した. ⇒ ✕

　給与栄養量は，実施献立表を基に評価します.

問題 3　解答（4）

（1）**80 kcal**，（2）**100 kcal**，（3）**140 kcal**，（4）**160 kcal**，（5）**200 kcal**

　食品群別荷重平均成分表は，過去の購入実績から計算することができます．「食品群別荷重平均成分表」と「食品構成表」については，作成し活用できるようにしておきましょう．栄養価計算は，使用割合（%）を使用重量（g）とみなして計算します．

$$（133\,kcal \times 30\,g）/ 100 + （126\,kcal \times 20\,g）/ 100 + （177\,kcal \times 20\,g）/ 100$$
$$+ （247\,kcal \times 20\,g）/ 100 + （95\,kcal \times 10g）/ 100 ≒ 160\,kcal$$

　したがって，この施設における鮮魚類の荷重平均エネルギー量は 100 g あたり 160 kcal となります．

ステップアップしよう

Advice

　特定給食施設における給与栄養目標量の設定方法を理解しましょう．また，食品構成の栄養バランスがよくなる献立作成の手順も身につけましょう．また，食品構成表，食品群別荷重平均成分表を作成できるようになりましょう．

索　引

あ

アウトカム評価	135
アウトプット評価	135
α-グルコシダーゼ阻害薬	28
アルブミン	22, 72
アンモニア	72
胃がん	40
胃酸	40
胃食道逆流症	40
1型糖尿病	28
1秒率	17
イレウス	42, 57
インスリン	71
影響評価	100, 129, 132
栄養アセスメント	10
栄養管理実施報告書	87, 88
栄養指導員	86, 87
エストロゲン	66
エビデンス	79, 80, 90, 104
エリスロポエチン	32
オステオカルシン	68
汚染作業区域	175, 177, 182, 183
オッズ比	138

か

回腸	37
介入群	94
カウンセリング	150
科学的根拠	79, 80
学習目標	99, 124, 125
陰膳法	92
過大評価	94
課題解決型アプローチ	129
過少評価	94
学校給食衛生管理基準	178, 182
学校保健統計調査	133
活動係数	12
過程評価	135
カフェイン	68
下部食道括約筋	40
カリウム	36
カルシウム	36, 68

カロリーベース	127
寛解	57
環境目標	99, 124, 125
肝硬変	72
肝性脳症	72
企画評価	100, 132
気管支拡張薬	17
基礎代謝量	12
基本的日常生活動作	23
逆流性食道炎	40
95％信頼区間	82, 138
給与栄養目標量	186
境界域高LDLコレステロール血症	20
境界域高non-HDLコレステロール血症	20
共感	150
供給熱量ベース	127
巨赤芽球性貧血	33
区間推定	82
グリコーゲン	73
グルココルチコイド	67
グルコース	69
グループディスカッション	130
クレアチニン	23, 34, 93
クローン病	57
クワシオルコル型栄養障害	11
経過評価	100, 132
経静脈栄養	58
形成的評価	131
経腸栄養剤	14, 58
経腸栄養補給法	14
血液透析	75
結果期待	126
結果評価	100, 131, 132, 135
結果目標	100, 124, 125
血色素	31
血小板	33
血清鉄	31
ケトアシドーシス	70
ケトン体	70
健康増進法	89, 145
健康日本21	88, 97
健康の保持・増進	124
検収室	182
抗GAD抗体	28

高LDLコレステロール血症	20
高non-HDLコレステロール血症	20
高カリウム血症	36
後期ダンピング症	41
抗コリン薬	17
膠質浸透圧	72
恒数	31
構造評価	135
好中球	33
肯定的尊重	150
行動目標	99, 124
高トリグリセライド血症	20
高尿酸血症	149, 152
高比重リポたんぱく	20
効力期待	126
呼吸機能検査	17
呼吸商	16
呼吸リハビリテーション	17
国民健康・栄養調査	88, 145
骨芽細胞	68
骨吸収	68
骨質	67
骨粗鬆症	66
骨密度	67
骨量	67
固定費	167, 168, 169
コホート	82
コホート研究	80, 82
コミュニティーオーガニゼーション	100

さ

再燃	57
作業工程表	174
匙状爪	34
酸素	16
C型肝炎	72
糸球体濾過値	22
事業実施量評価	135
自己効力感	126
脂質異常症	109
下処理場	183
実施目標	99, 124

社会的学習理論	126	損益分岐点	167	二酸化炭素	16
写真記録法	91	損益分岐点売上高	167	二次汚染	174, 183
収益性	169	損益分岐点比率	168	24 時間思い出し法	92
手段的日常生活動作	23	損益分岐点分析	171	日常生活動作	23
準清潔区域	175			日本人の食事摂取基準 (2020 年版)	186
小球性低色素性貧血	31			尿アルブミン値	23
少量頻回食	41			尿素窒素	23
上腕三頭筋皮下脂肪厚	10	**た**		妊娠高血圧症候群	71
食事記録法	91	大球性正色素性貧血	32	妊娠糖尿病	71
食事摂取頻度調査法	92	対象群	94		
食事歴法	92	対象集団	82		
食道アカラシア	40	胎盤	69	**は**	
食道静脈瘤	72	代理的体験	126	肺気腫	17
食物アレルギー	105	大量調理施設衛生管理マニュアル	182	ハイリスクアプローチ	112
食物アレルギー診療ガイドライン 2016	161	短期目標	99, 124	破骨細胞	67
食料自給率	127, 128	たんぱく尿	34	パフォーマンス評価	135
食料需給表	127	中間評価	129	ハリス-ベネディクトの式	13
除脂肪体重	11	中期目標	99, 124	半消化態栄養剤	14
人工濃厚流動食	14	中心静脈栄養法	58	ハンター舌炎	35
腎性貧血	32	中性脂肪	20	バンデューラ	126
腎臓病食品交換表	50	長期目標	99, 124	非汚染作業区域	175
身体活動レベル	88	腸閉塞	57	ビスホスホネート製剤	67
身長体重曲線	110, 163	低 HDL コレステロール血症	20	ビタミン B_{12}	33
腎不全	22	低アルブミン血症	11	ビタミン D	67
信頼区間	82	低血糖	25, 41	ビタミン K	68
水溶性ビタミン	33	低残渣	44	標準体重	70
ストラクチャー評価	135	低比重リポたんぱく	20	病態別経腸栄養法	15
ストレス係数	12	テオフィリン薬	17	秤量記録法	91
スパイロメトリー	17	鉄欠乏性貧血	32, 34	ビルロート I 法	42
スルホニル尿素薬	28	天然濃厚流動食	14	ビルロート II 法	42
成果評価	135	糖新生	11	貧血	30
正球性正色素性貧血	31	透析療法	48	品目別自給率	127
清潔区域	176	動線図	175	フォローアップミルク	164
清潔作業区域	183	動的栄養指標	22	副甲状腺ホルモン	68
生産額ベース	127	糖尿病	19, 28	腹膜透析	75
生体指標	92	糖尿病性腎症	48	フードファディズム	80
静的栄養指標	21	特異的 IgE 抗体検査	162	フードモデル	92
舌炎	33	特定給食施設	87, 89	不飽和鉄結合能	31
赤血球	31	特定健康診査・特定保健指導	136	プランマー・ビンソン症候群	37
赤血球指数	31	独立変数	138	プリン体	152
舌乳頭	35	トランスサイレチン	22	プログラム目標	99
セルフエフィカシー	126	トランスフェリン	31	プロセス評価	135
総括的評価	100	努力性肺活量	17	平均赤血球ヘモグロビン濃度	31
早期ダンピング症候群	41	呑酸	40	平均赤血球ヘモグロビン量	31
総原価	169			平均赤血球容積	31
総合食料自給率	127			$\beta 2$ 刺激薬	17
総コレステロール	22	**な**		β-カロテン	36
相対危険度	83	ナトリウム	93	ヘマトクリット	32
総たんぱく	22	75 g 経口ブドウ糖負荷試験	69	ヘモグロビン	30, 31, 32
総鉄結合能	31	2 型糖尿病	28	ヘモグロビン濃度	32

変動費　167, 168, 169, 170, 171, 185
変動費率　168, 169
母集団　82
ポピュレーションアプローチ　112
母平均　82

ま

マラスムス型栄養障害　12
慢性閉塞性肺疾患　9, 10
メタアナリシス　82
メタボリックシンドローム　20
目安量記録法　91
目的設定型アプローチ　129
モデリング　126

や

夜食　74
葉酸　33
要配慮者　137

ら

ラクチュロース　72
ランゲルハンス島 β 細胞　28

離乳　164
授乳・離乳の支援ガイド　104
離乳食　164
緑黄色野菜　36
リン　67, 68
ルーワイ法　42
ローレル指数　109

アルファベット

ADL　23
BADL　23
BCAA　17
BMI　21, 70, 109, 186
CI　138
CKD　49
COPD　9, 10, 12, 15, 17
C-ペプチド　28
DM　19
DNA　33
DPP-4 阻害薬　28
DXA 法　67
eGFR　23
EN　14
FFQ　92
GFR　22
HbA1c　23
Hct　32

HD　74
HDL-C　20
HDL コレステロール　20
Hgb　32
IADL　23
IOIBD スコア　57
LDL-C　20
LDL コレステロール　20
LES　73
MCH　31
MCHC　31
MCV　31
OR　138
PD　74
PDCA サイクル　99, 129
PDS サイクル　129
PTH　68
P 値　138
QOL　130
QUS 法　67
RBC　31, 32
RNA　33
RTP　22
SGLT-2 阻害薬　28
TG　20
TIBC　31
TSF　10
UIBC　31

著者紹介 執筆順

山下　美保 （やました　みほ）
ノートルダム清心女子大学 人間生活学部 食品栄養学科 准教授
担当章：序章，3 章

小見山　百絵 （こみやま　ももえ）
ノートルダム清心女子大学 人間生活学部 食品栄養学科 准教授
担当章：1 章

今本　美幸 （いまもと　みゆき）
ノートルダム清心女子大学 人間生活学部 食品栄養学科 准教授
担当章：1 章

安田　敬子 （やすだ　けいこ）
神戸女子大学 家政学部 管理栄養士養成課程 准教授
担当章：2 章

佐々木　妙子 （ささき　たえこ）
前 くらしき作陽大学 食文化学部 栄養学科 講師
担当章：4 章

めざせ合格 管理栄養士国家試験
応用力試験対策パーフェクトガイド

第 1 版　第 1 刷　2021 年 8 月 20 日

著　　者　　山　下　　美　保
　　　　　　小見山　百　絵
　　　　　　今　本　　美　幸
　　　　　　安　田　　敬　子
　　　　　　佐々木　妙　子
発　行　者　　曽　根　良　介
発　行　所　　（株）化学同人

検印廃止

〒 600-8074　京都市下京区仏光寺通柳馬場西入ル
編集部　Tel 075-352-3711　Fax 075-352-0371
営業部　Tel 075-352-3373　Fax 075-351-8301
振替 01010-7-5702
e-mail webmaster@kagakudojin.co.jp
URL https://www.kagakudojin.co.jp
印刷・製本　創栄図書印刷（株）

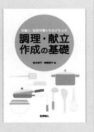
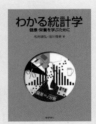
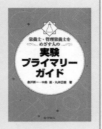
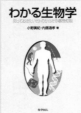
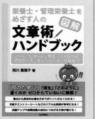
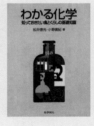
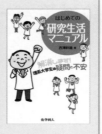
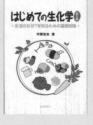
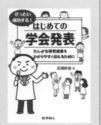
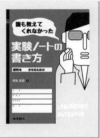